子供と大人のメンタルヘルスがわかる本

精神と行動の異変を理解するためのポイント40

十一元三
京都大学大学院医学研究科 教授

講談社

母　十一ていに捧ぐ

はじめに

これまで筆者は大学病院・総合病院・診療所をはじめ、企業（産業医）、大学の保健管理センター、特別支援学校（小・中・高等部の学校医）、家庭裁判所（医務室技官）などの多様な機関で精神科医として勤務しながら、文部科学省や日本学校保健会の調査や資料作成に関わってきました。それらの経験を通じて、家庭・学校・職場・司法など領域を問わずメンタルヘルスに対する誤解が現場に大変な混乱を招いているのを目の当たりにしてきました。そして、子供のメンタルヘルスに関する正しい知識の普及は大人以上に遅れており、それが子供と大人の関係に悪循環を生んでいるのを痛感しました。

〝メンタルヘルス〟と聞くと多くの人はストレス対策やリラクセーションなどを連想するかもしれません。実際は「メンタルヘルス（mental health）」という言葉には二通りの意味があります。一つは「精神的健康の回復、保持、増進（に関する状況）」の意味であり、もう一つは精神の健康に関わる専門分野の総称です。後者には分子や遺伝子レベルの研究から、ストレスの生理学、精神医学、脳機能リハビリテーション、さらには精神疾患の疫学など広範な医療・学術分野が含まれます。そのうち本書では日常生活に直結するメンタルヘルスの問題、すなわち私たちの精神と行動に生じる異変を中心に解説します。

残念ながら、この問題に対する社会の理解は驚くほど遅れています。自分自身が精神的に不安定な時、人間関係がなぜかうまくいかない時、子供の行動が理解しがたい時、不可解な事件が起きた時、多くの場合、メンタルヘルスの問題が関与しています。そのため、メンタルヘルスの知識がないと問題のありかを誤解し、関係者は解決から遠ざかり、混乱に陥ってしまいます。

もう一つ重要な点として、子供のメンタルヘルスの問題には多くの場合、大人の問題が背景にあります。つまり、子供の示す問題は、子供を取り囲む大人のメンタルヘルスの問題を反映していることが少なくありません。反対に、大人のメンタルヘルスの問題にはしばしば子供の問題が関与しています。これには2つのパターンがあり、自分の子供や生徒の抱えるメンタルヘルスの問題が大人に影響を与えている場合と、現在の自分（家族・同僚）の問題が子供の頃からのメンタルヘルスの問題に起因する場合があります。そのため、子供と大人の両方に関する知識がないと真の理解には到達できません。

これらを踏まえ、社会人・保護者をはじめ、教育関係者、行政職、法曹関係者、メディア関係者の方々にとって、身の回りで起きている出来事を〝なるほど、そういうことか〟と理解する手助けになることを最大の目的に本書を執筆しました。私たちの感じるストレスの多くは私たち自身（私たちの受け取り方）が生み出しており、そのもとにあるのが自分および相手に対する誤解です。それに気づくだけでもストレスはかなり緩和されます。

最後に、本書ではなるべく分かりやすい日常語を用いており、精神医学の慣習的な分類や学術用語・表現とは若干異なっていることをご了承頂ければと思います。また、国際的な診断基準の改訂（DSM－5）を契機に、本年（平成二六年）より診断名（和名）の一部が変更になりましたが、本書では現在わが国で最も定着している診断名を使用したことをお断りしておきます。

十一元三

目次

装幀／谷口博俊（next door design）
装画／水上多摩江
編集協力／松本京久（耕人舎）
本文DTP／長橋誓子

第1章

理解のための土台づくり

三つのタイプの原因を区別する

第1章では、私たちが抱える悩みの多くにメンタルヘルスの問題が関与していることをまず説明します。世間のイメージと違い、メンタルヘルスは高度な専門分野であり、きちんと理解するには基礎知識が必要です。その中で特に大切なのは、メンタルヘルスの問題は「原因」に注目すると三つの異なるタイプに分類できる点です。問題がどのタイプかによって解決への道筋が大きく異なり、それが分かるだけでも関係者のストレスは大きく緩和されます。本章を読んで三つのタイプを区別できるようにしてください。

事前チェック問題

最初に「事前チェック問題」をやってみましょう。答えの見当がつかない場合も、必ず、YESかNOに丸をつけてください。本章を読み終わった後に章末の解答と照合することで、より知識が定着するはずです。

Q1 メンタルヘルスの問題は、仕事でストレスを抱えやすい成人男性に多く、子供には稀《まれ》である　YES／NO?

Q2 ほとんどの精神疾患は人間関係の悩みや仕事のプレッシャーが原因である
YES／NO?

Q3 強い心理的ショックを受けたまま放置すると脳の一部が萎縮することがある
YES／NO?

Q4 精神疾患の中にはストレスなどの心理的原因がなくても発病するものがある
YES／NO?

Q5 心理的ストレスが原因で精神症状が現れた場合、治療に薬を用いることはない
YES／NO?

Q6 親の愛情不足やゲームのやり過ぎで自閉症になることがある
YES／NO?

Q7 体の病気（内科疾患、婦人科疾患など）によって精神症状が現れることがある
YES／NO?

Q8 心身症とは心理的な問題が原因で体の病気が生じた場合を言う
YES／NO?

1 あなたの目の前にある問題

私たち現代人が直面しているのは、癌《がん》や生活習慣病など「体の健康」の問題とともに、不眠、うつ、自殺、引きこもり、依存症をはじめとするメンタルヘルスの問題です。これは大人に限らず、子供たちにも当てはまります（図1－1）。

メンタルヘルスの問題は実は私たちの身近に起きており、出産・育児から、親子・夫婦や職場の人間関係など、日常生活に深く関わっています。例えば、不登校や引きこもりの多くはメンタルヘルスの問題が背景にあります。また、家庭内暴力（ＤＶ）、虐待、ハラスメント、非行、いじめなどは、加害者側のメンタルヘルスの問題が他人を巻き込んだ例と言えます。また、自然災害、事件・事故、犯罪被害などショッキングな出来事に遭遇すると、トラウマ（心的外傷）と呼ばれる病的記憶が生まれ、ＰＴＳＤ（心的外傷後ストレス障害）という精神疾患を発症しやすくなります。そのため、トラウマの治療はメンタルヘルスの重要なテーマの一つとなっています。

このように、メンタルヘルスは年齢、性別、職業、日常・非常時を問わず、すべての人に関わる問題です。しかし、専門家（精神科医）を除きメンタルヘルスの問題を正しく理解するための知識をもつ人は非常に少ないのが現状です。そのため、たとえ自分の家族に起きたことでも、その背景にあるメンタルヘルスの問題に気づかず、多くの場合は混乱してしまいがちです。子供がほかの子をすぐたたいてしまうのだが叱った方がよいのか、そうでないのか？　忘れ物がなおらないが、厳しく注意すべきか、様子をみた方がよいのか？　登校を嫌がる子供にどう接するべきか？　独り言を言うようになったが放っておいてよいのだろうか？　答えはすべてメンタルヘルスの理解にかかっています。

本書の狙いは、日常生活や社会の中で起きるメンタルヘルスの問題を、正しい知識にもとづいて理解し、解決への適切な方向性を見いだせるようになることです。そのために必要な基礎知識を順番に解説していくことにします。

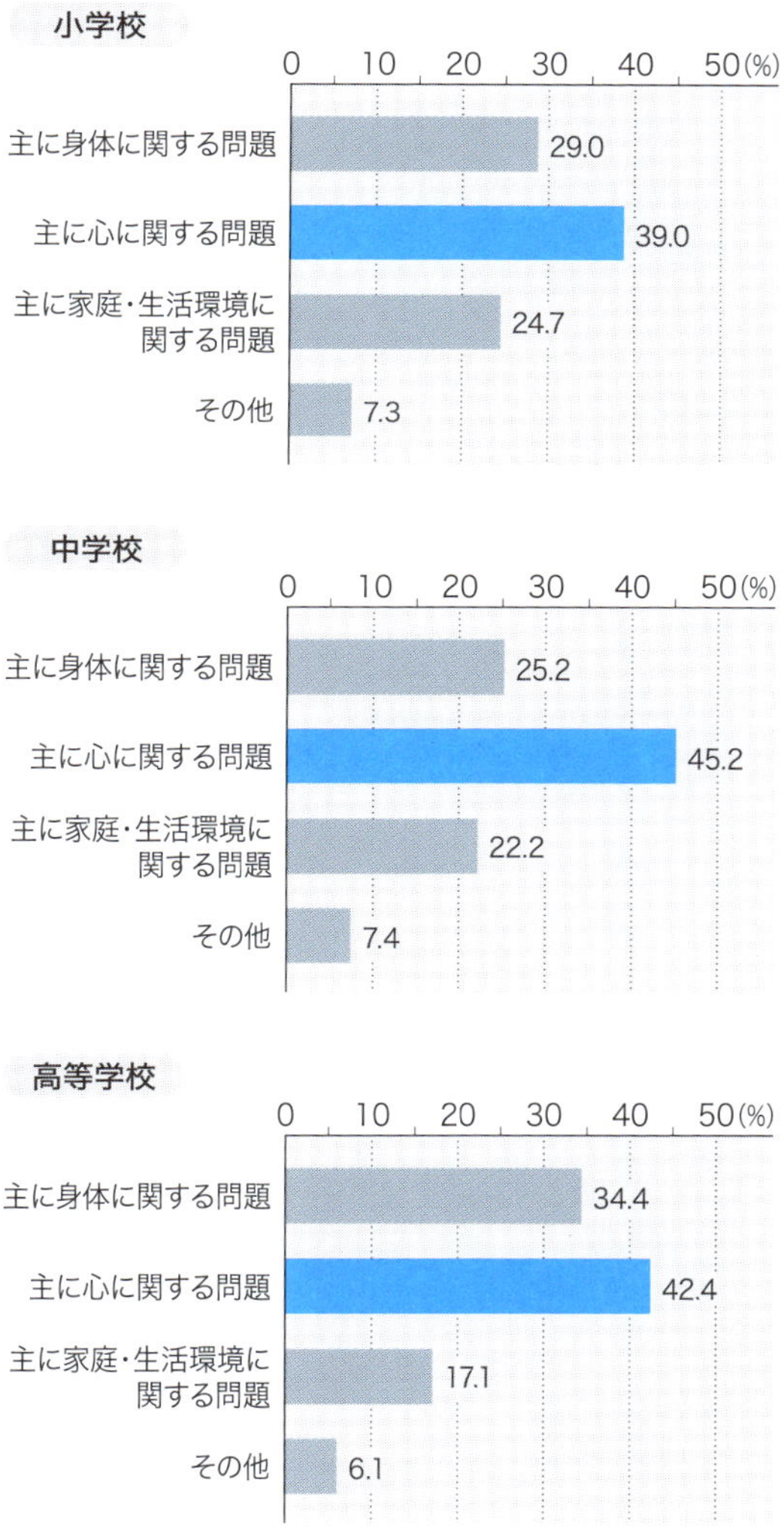

1-1　保健室を利用した背景要因
（養護教諭が「記録する必要あり」とした児童生徒）
出典：財団法人日本学校保健会「保健室利用状況に関する調査報告書（平成18年度調査結果）」平成20年

2 出発点は三つのタイプの区別

私たちの抱えるメンタルヘルスの問題を解決するうえで中心的役割を果たしているのが精神医療です。具体的に言うと「精神科」(〝精神神経科〟〝メンタルクリニック〟〝こころの診療科〟などの名が使われています)での診療であり、診断、検査、薬物療法、精神療法、リハビリテーションなどを含みます。患者さんが抱える問題はさまざまですが、原因に注目すると大きく三つのタイプに分かれます。実はメンタルヘルスの問題を正しく理解するには、これらのタイプを区別することが重要なポイントとなります。逆に、心の病に関する世間の誤解の多くは、それらの混同から生じています。

第一のタイプ(図1-2の「心」)は、仕事上のストレス、人間関係の悩み、ショッキングな出来事などの心理的原因によって心身に症状が現れる場合です。心因性(psychogenic)と呼ばれることもあります。子供はつらいことがあると、よく頭痛・腹痛・嘔吐《おうと》など体の症状が起きますが、これも心因性の症状の例です。原因がすぐには分からない場合でも、丁寧な観察や聞き取りをすると探りあてることができます。このタイプの重要な特徴は、症状が生まれるプロセス自体はごく正常なものであり、誰にでも備わる心身のメカニズムによると考えられる点です。

第二のタイプ(図1-2の「脳」)は、第一のタイプのように正常なプロセスがもたらすものではなく、脳機能の障害やダメージ、あるいは脳組織の特殊な発達によって症状が現れた場合です。そのため、第一の

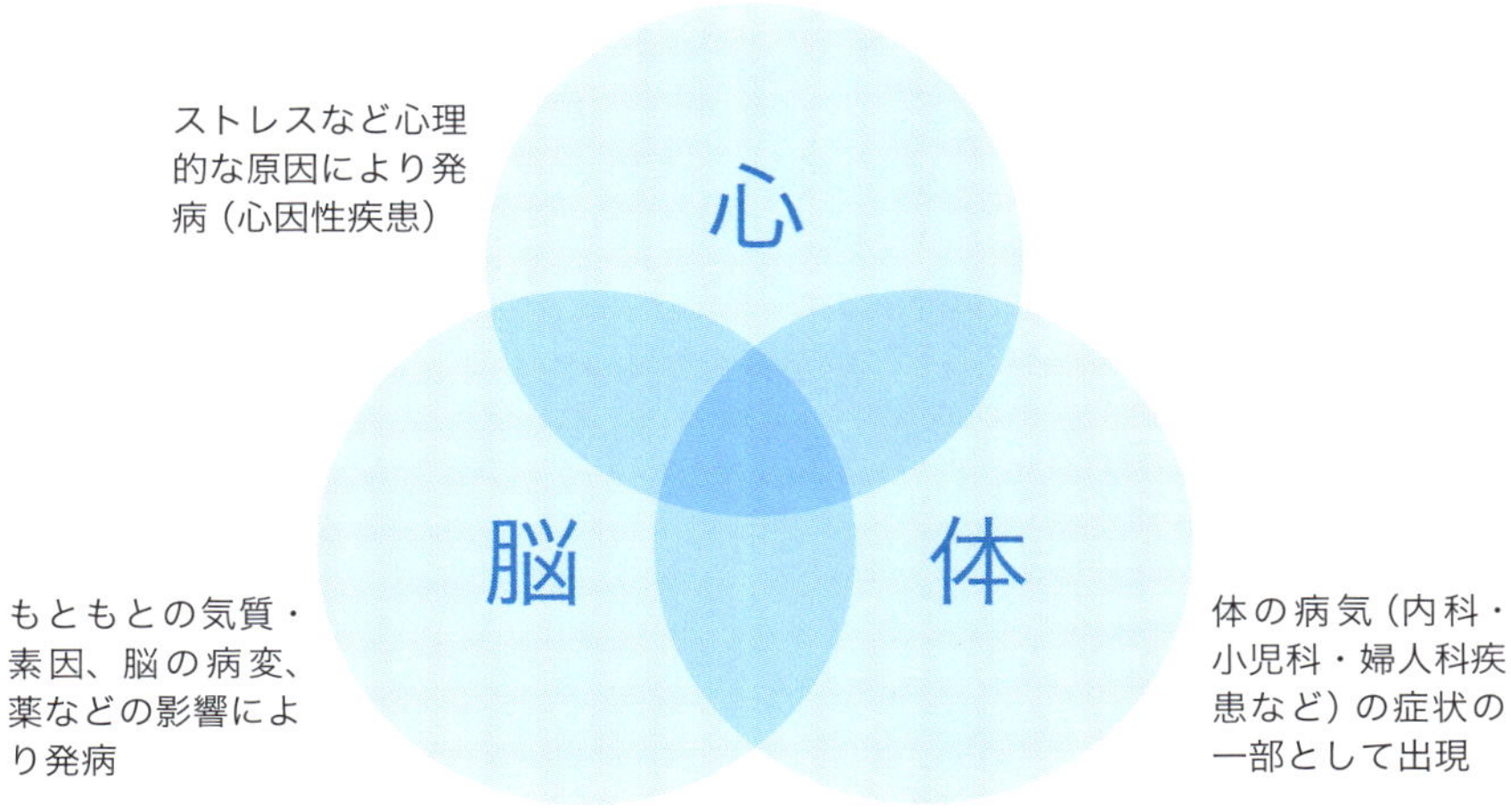

1-2　原因別にみたメンタルヘルスの問題

タイプのように心理学的な見方では原因を正しく理解することはできません。例えば、幻覚や妄想（項目18）が現れる統合失調症（項目23）は第二のタイプに属しますが、ストレスや心理的ショックだけが原因で統合失調症になることはありません。同じく自閉症（項目31）も第二のタイプに属しており、親の育て方やゲームのやり過ぎが原因ではありません。

　第三のタイプ（図1-2の「体」）は、まず体の病気（基礎疾患と呼びます）があって、その影響によって精神症状が現れている場合です。そのような基礎疾患の多くは、内科や小児科、婦人科にかかるような疾患です。例えば、女性に多い甲状腺の病気ではうつ病のような症状が現れることが少なくありません。**このタイプの場合、基礎疾患である体の病気の治療が不可欠です。**

　原因がどのタイプかによって初期対応や治療法は大きく異なるため、「心」・「脳」・「体」の問題をきちんと区別することがメンタルヘルスの問題を解決するための第一歩です。

3 第一のタイプ＝「心」の領域

一般の人が〝心の病〟という言葉から思い浮かべるのはおそらくこのタイプでしょう。簡単に言うと、その人が置かれた状況に対する心理的反応として（つまり心因性に）症状が出現した場合です。実際には、虐待やいじめのように環境の側のみに問題がある場合と、本人の適応力や耐久力の方にも問題がある場合などさまざまです。いずれにせよ**心因性の問題は原因と症状との関係が一般の人でもある程度理解しやすいのが特徴**です。

例えば、つらい体験やショック（失恋、死別、事故など）に続いて不眠やうつ症状が出た場合、このタイプに当てはまることはすぐに理解できるでしょう。また、家族の病理（父親がアルコール依存、夫がコミュニケーションのとれない人物など）はもちろん、その人の置かれた状況（職場で上司と部下の板ばさみ状態など）、土地柄・地域性や文化（性差別、前時代的な家族観や道徳観、一般社会とかけ離れた職業観など）、経済状態（貧困など）も心因性の症状を生み出す地盤となります。このように**本人をとりまく環境や状況の側に存在する問題を「心理社会的要因（psychosocial factor）」と呼び**、第一のタイプは心理社会的要因が原因の精神疾患と言うことができます。

症状としては、うつ状態、対人恐怖、引きこもり、不眠などの精神症状のほか、体の症状もよく現れます。身体的には異常がないにもかかわらず、歩けない、耳が聞こえない（心因性難聴）、声が出なくなった

（失声）などがその例です。そのほか、胃炎・胃潰瘍《いかいよう》、下痢・便秘、動悸《どうき》、発汗、口の渇きなどの自律神経症状、手の震えなどの神経症状も起きることがあります。

治療としては、各種の心理療法、精神療法、認知行動療法、家族療法のほか、環境調整、行政的支援（保健所による子育て支援など）の導入、必要に応じて薬物療法などを行います（注釈参照）。薬物療法は主として症状を和らげるのが目的（対症療法）ですが、仕事を続けるうえで不可欠となることが少なくありません。**心因性疾患でも薬による治療が大きな役割を果たす場合がある**ことを頭にとどめておきましょう。また、強い心理的ショック（トラウマ）が原因で生じる心的外傷後ストレス障害（ＰＴＳＤ、項目30）では、放置すると脳の一部が萎縮することがあります。そのため、なるべく早い段階で専門家（ＰＴＳＤを専門とする精神科医や臨床心理士）に相談することが大切です。

注釈

心理療法：個別面接を基本に、来談者や問題の種類に応じて心理分析、描画、箱庭、催眠などを用いて行う治療法
精神療法：心理療法に限らず、治療のために精神科医が診療場面で行う面接や対話
認知行動療法：治療段階に応じて具体的な目標を設定し、認知や行動の修正により症状を改善・予防する方法
家族療法：キーパーソンとなる家族も加わり、家族関係の変化を通じて治療を図る心理療法の一形体
環境調整：家庭での生活形態、学校の教育環境、仕事の内容や職場などを治療促進的なものへ改変すること

4 第二のタイプ＝「脳」の領域

メンタルヘルスの問題のうち第二のタイプ、つまり脳機能の障害や脳へのダメージが原因のものには次の四種類があります（表1－3）。

一番目のものは、脳画像（CT、MRIなど）や脳波などの検査には大きな異常がなく、おそらく脳のミクロな異常（例えば、神経細胞どうしの接合部で特定の神経伝達物質の濃度調節がうまくいかないなど）によって脳が正常に働かないことが原因です。統合失調症、双極性障害（躁《そう》うつ病）などがその例です。**主な原因は環境にあるのではなく、その人自身がもつ生得的素因（ある疾患に罹りやすい生まれつきの体質）によると考えられています。「内因性（精神疾患）」**とも呼ばれ、治療の中心は薬物療法です。

二番目のものは、胎児から成人に至る脳の発達過程で一部の組織が未成熟となるなど、脳内の神経系が不ぞろいに発達するため、子供のころから精神発達に独特の特徴が現れる場合です。具体的には、自閉症（項目31）や注意欠如／多動性障害（AD／HD、項目33）を代表とする**発達障害**を指します。発達障害は〝病気〟というより生まれつきの個性という方がふさわしいかもしれません。そして、治療に関しても、**薬物療法のみならず療育や教育的支援が大きな役割を果たします**。

三番目のものは、検査すると脳に明らかな病変（**器質的異常**）があり、その影響で精神症状が現れた場合です。これは「**器質性（精神疾患）**」と呼ばれます。例えば、ウイルス性脳炎や脳梗塞《のうこうそく》（脳の血管が詰まる

内因性 （統合失調症、双極性障害など）	生得的素因にもとづく脳機能の障害による（薬が効きやすい）。
発達障害 （自閉症、注意欠如／多動性障害など）	脳組織のアンバランスな発達による。
器質性 （脳炎、脳梗塞、アルツハイマー病など）	脳疾患で起きるダメージによる（検査で分かりやすい）。
薬剤性／中毒性 （ステロイド、アルコール、有機溶剤など）	薬の副作用や中毒物質による。

1-3 脳の異変に由来するメンタルヘルスの問題

病気）により脳の一部が傷害され、人格や知能が変化したり、妄想が出現したりする場合が器質性に相当します。また、パーキンソン病のため脳の一部が萎縮し、その影響でうつ症状が現れた場合も同じです。**器質性の精神症状を治すには、原因となる神経疾患に気づいて治療することが大切**ですが、精神症状に対する薬物療法やリハビリテーションも必要になることが少なくありません。

四番目のものは「**薬剤性／中毒性（精神疾患）**」と呼ばれるものです。これはアルコール、覚せい剤、有機溶剤、一酸化炭素などのいわゆる〝中毒性物質〟や薬剤（抗ウイルス薬、インターフェロン、ステロイドなど）が脳機能の異常を招き、幻覚、妄想やうつ症状などが現れた場合です。**治療の基本は原因物質を中止すること**ですが、中毒性物質への依存症がある場合、精神症状がより出現しやすく、治療も困難さを増します。

以上のように、第二のタイプの問題は種類によって症状や治療法が異なります。しかし、精神症状が生じた直接の原因が心理社会的要因（項目3）ではなく、生得的素因、脳病変、薬物などの「**生物学的要因**（biological factor）」である点が共通しています。

5 第三のタイプ＝「体」の領域

第三のタイプは、体の病気が原因で生じたメンタルヘルスの問題です。具体的には主に内科、小児科、婦人科にかかるような病気が原因です。例えば、甲状腺機能低下症が原因でうつ症状が現れた場合がそれにあたります。このように、体の病気（基礎疾患）の影響によって精神症状が現れたものを「症状性（精神疾患）」と呼びます。

日常的な例として、女性の生理周期と関連した問題があります。月経の時期に頭痛、腹痛、下痢などが現れる人は少なくありませんが、月経の始まる数日前から、イライラ、感情の不安定、落ち込み、被害感（物事を悪く受け取る状態）、過食などの精神症状が出現する人がいます。激しい場合は、対人恐怖やリストカット（手首自傷）などがみられることもあります。しかし、月経が始まると、これらの症状が速やかに消え、次の月経前に再び調子を崩すパターンを繰り返すのが月経前緊張症です。月経のある年齢の女性が月単位で精神的に不安定となる場合、この可能性があります。生理不順となりやすい更年期にもさまざまな精神症状が（発汗、心悸《しんき》亢進《こうしん》などの自律神経症状とともに）現れることがあります。

幼児期から起きる問題もあります。遺伝性の病気の一つに、人体に必要な酵素を生まれつき欠くために起きるフェニルケトン尿症があります。あるアミノ酸が体内でうまく分解できず、血中に過剰に蓄積して脳を傷つけます。放置すると、てんかん発作や、知能・言語・社会的能力の発達の遅れなどが現れます。遺伝性

心の問題	心因性
脳の問題	内因性 発達障害（≒脳組織発達性） 外因性（器質性、薬剤性／中毒性）
体の問題	外因性（症状性）

1-4 心・脳・体の問題と「心因性・内因性・外因性・発達障害」の関係

の脂質代謝異常（異染性白質ジストロフィーなど）でも激しい精神症状が現れます。

大人の場合、肝臓の病気が精神症状を招くこともあります。例えば、肝硬変のため血中のアンモニアが増え、それが脳機能に悪影響を与えた結果、意識が曇り、うつ病や認知症に似た症状が現れた場合などです。

このように、**精神症状が体の病気に由来する場合、基礎疾患の治療が不可欠です。心因性と勘違いしたり、精神症状に目を奪われ、背後にある体の病気を見逃すと危険です。**ちなみに、「脳」の領域のうち器質性と薬剤性／中毒性、そして「体」の領域（すなわち症状性）の問題を合わせて「外因性」と呼ぶことがあります。これは、脳機能に異変を生じやすい傾向がもともと遺伝子にプログラムされている「内因性」に対して、器質性、薬剤性／中毒性、症状性の三つは脳にとって〝外的要因〟が与えたダメージと言えるからです。

6 複数の領域にまたがるメンタルヘルスの問題

ここまでメンタルヘルスの問題を「心」・「脳」・「体」の三つの領域に分け、それぞれ性質や治療法が異なることを述べました。実は、**メンタルヘルスの問題はすべてが三つの領域のどれか一つに属するわけではなく、原因が二つの領域の交わる部分に位置するものや複数の領域にまたがるものもあります。**

「心」と「脳」の中間にあると考えられる例として、**「境界性パーソナリティ障害」**（項目19）を挙げることができます。境界性パーソナリティ障害では、親からの虐待など生育環境の問題（「心」の領域）がしばしば見いだされます。一方、もともともつ感情や対人面での過敏さが思春期を過ぎるころより激しくなり、幻覚や妄想などの精神症状（「脳」の領域）が現れることもあります。つまり、境界性パーソナリティ障害は「心」と「脳」の〝境界〟に位置していると考えられます。そのため治療法も、専門的精神療法や人間関係の枠組みづくりのような心理社会的アプローチと、薬物療法のような生物学的アプローチを症状に応じて使い分けます。

「心」と「脳」にまたがる例として、強い心理的ショックを受けた後に発症する心的外傷後ストレス障害（ＰＴＳＤ、項目21、30）があります。項目３で述べたようにＰＴＳＤの原因は心理的ショックであり、「心」の領域に属します。しかし、治療を行わないまま症状を放置すると、脳組織の一部が萎縮し、重症化することがあります。このように、長期化するとＰＴＳＤは「心」と「脳」の両方の領域にまたがることに

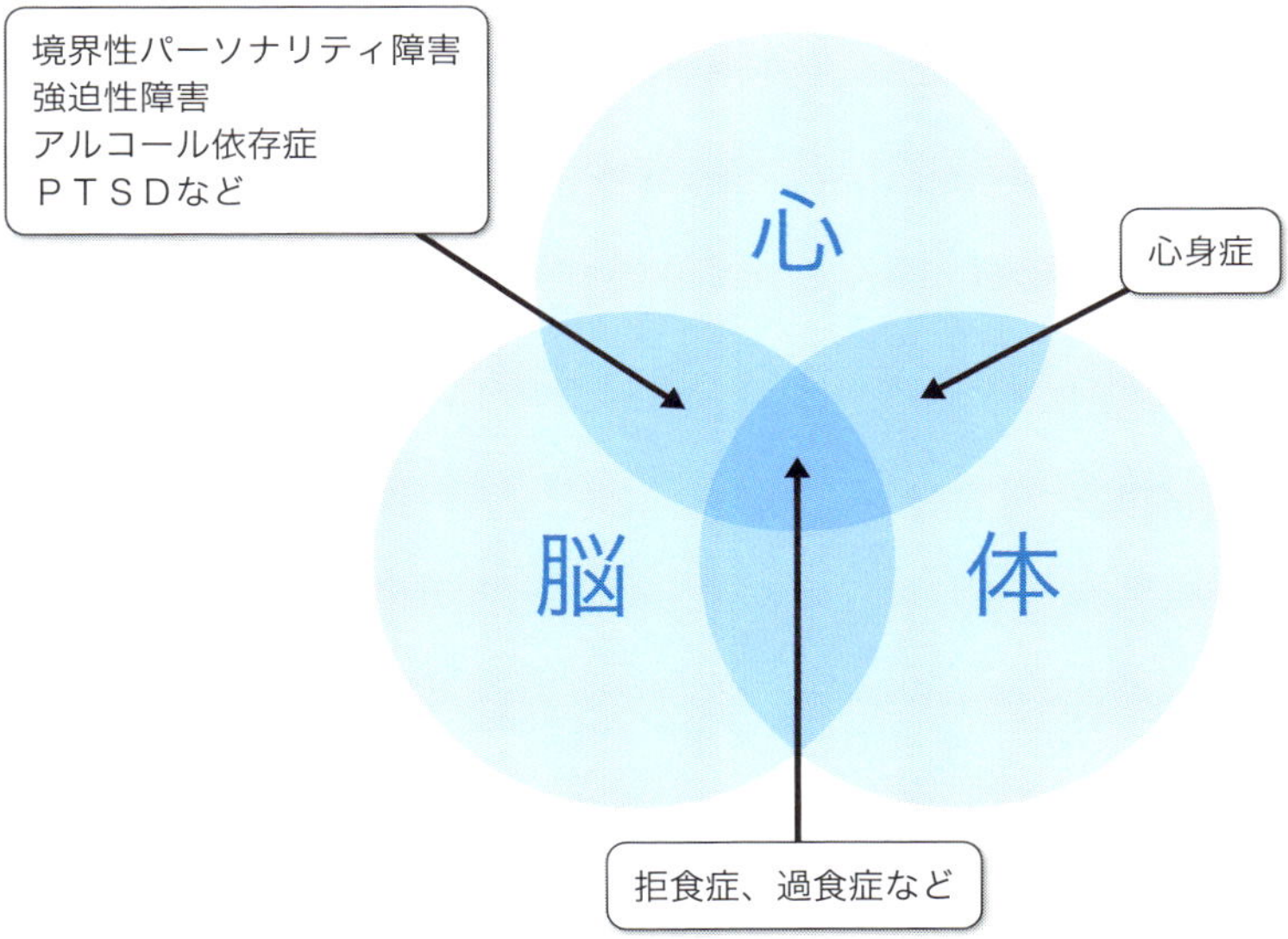

1-5 複数の領域にまたがるメンタルヘルスの問題

なります。

次に、「体」と「心」にまたがる例として〝心身症〟があります。**心身症というのは特定の病気を指すのではなく、まず体の病気が存在し、その症状が心理社会的要因によって大きく変化（軽快、悪化）する場合を指します。**アトピー性皮膚炎や気管支喘息《ぜんそく》などのアレルギー性疾患、円形脱毛症、過敏性腸症候群などが心身症によくみられる身体疾患です。皮膚科、小児科、消化器内科などで**体の病気に対する治療を受けながら、メンタルヘルスの治療を並行して進めていく必要があります。**

以上のほか、「心」・「脳」・「体」すべての要素が関与していると考えられる例として摂食障害（項目28）などが挙げられます。

7 よく起きる誤解のパターン(1)

メンタルヘルスの問題に関して起きやすい誤解を知っておくと役立ちます。その一つは、**「心」の領域の問題を「脳」の領域と間違えるパターン**です。ここでは不登校になった中学生の例を取りあげます。

ある中学生の男の子が、まったくの不登校状態が一年近く続いた後、〝世の中は敵。皆殺しだ!〟と言いだしたため、母親に連れられてクリニックを訪れました。診察中、ほとんど無言ですが、家では時々怒り口調で独り言を言います。医師からは〝統合失調症の可能性がある〟と言われ、薬を飲み始めました。一ヵ月ほどすると顔つきが無表情となり、夜にそわそわと歩き回るようになりました。これをみて母親は統合失調症の症状だと思いましたが、実際は薬の副作用で、医師が薬を中止すると症状は消えました。

実は、初めてクリニックを受診したころ、少年は引きこもりを克服しようと悪戦苦闘していたのですが、緊張が強く、外に出ると萎縮して家に引き返すことを繰り返していました。人に会うたびに「威圧される」「負けた」と感じてしまい、その悔しさが〝皆殺しだ!〟という言葉につながっていました。そのころ、些細なことが記憶に残り、嫌な出来事をよく思いだすようになっていました。夜になるとそれらが頭に浮かび、〝あの時言い返せばよかった〟などの考えが頭を堂々巡りしました。「ちくしょう」「殺してやる」などの独り言が出るのはそういう時でした。

医師が本人と家族の両方にカウンセリングを続けるうち、前年（登校をしぶりだした年）の担任と〝相性がよくなかった〟こと、親子の間で誤解が多いこと、母親が焦って強引に登校させようとしたこと、父親の経営する会社が危機に陥り、両親の間がしばらく険悪であったことなどさまざまな背景が分かってきました。カウンセリングを通じて親子のコミュニケーションが改善し、抗うつ薬による治療で不安と緊張が和らぎ、睡眠も改善しました。その後、少しずつ外出できるようになり、再登校に向けて通級学級に通い始めました。

このケースは、内向的性格や思春期の不安定さを背景に、家族関係を中心とする心理社会的要因が不登校につながったと考えられます。さらに、不登校の長期化が二次的にもたらした心理状態が一見、被害妄想や独語（独り言）といった統合失調症の症状のようにみえることがあります。常に心理社会的要因がもたらす影響を念頭に置き、必要に応じて治療方針の修正や環境への働きかけをすることが大切です。

8 よく起きる誤解のパターン（2）

ここではパターン（1）と反対に、**「脳」の問題を「心」の問題と間違えるパターン**について説明します。これは**メンタルヘルスの知識がない時に最も起きやすい誤解**かもしれません。しかしながら、この誤解は治療を遅らせるだけでなく、誤った対応で症状を悪化させたり、重大な結果を招きかねないため、是非とも防ぐ必要があります。項目7と同じく不登校のケースを取りあげましょう。

まじめでおとなしく、学校が嫌いでなかった男の子が、中学三年になって元気がなくなり、不登校となりました。インターネットやビデオをみて過ごす時間が増え、次第に昼夜逆転しました。また、親に乱暴な言葉を吐くようにもなりました。心配した両親が大学の心理相談室を訪れたところ、〝思春期の危機〟〝親から心理的に自立する過程〟という説明があり、〝息子さんの言うことによく耳を傾け、受容を心がけてください〟とアドバイスを受けました。

両親はアドバイスを守り、じっと見守りながら、本人の言うことをなるべく否定せず、希望があればそれを叶《かな》えるよう努力しました。しかし、怒りっぽさは変わらず、ある日、母親を蹴って肋骨《ろっこつ》を折るという出来事が起きました。それについて心理相談室では、〝自立する時期には誰でも攻撃性が一時的に強まるので心配し過ぎないよう〟との助言を受けました。その後もイライラと不眠が強まり、独り言も多くなりました。

ある日、深夜に黙って外出し、他人の自転車に乗って警察に補導されました。質問されても辻褄《つじつま》の合わないことを口走り、急に笑ったり、〝街中が僕の噂《うわさ》をしている〟などと言うため、警察は救急外来に連絡し、連れていくことにしました。連絡のついた両親が駆けつけると、担当医（精神科医）から統合失調症の診断が伝えられました。薬が処方され、服薬を始めるとその日から睡眠がとれるようになり、数日たつと症状はかなり落ち着きました。通院を開始して二ヵ月たたないうちに「学校に行きたい」と言い始め、教科書を手にとるようになりました。

このケースでは、統合失調症を発病していたにもかかわらず、〝思春期心性〟という「心」の領域の見方にこだわったため治療が遅れ、病状がかなり悪化してから治療に至りました。メンタルヘルスでは「脳」の領域の問題に関する知識が不可欠であることを示す例と言えるでしょう。

コラム1

心理社会的要因と生物学的要因

性格や習癖など個人の特徴を決めるものは〝遺伝か環境か〟〝先天的か後天的か〟という論争が昔からあります。メンタルヘルスに関して言えば、両方とも大きく影響するのが事実です。ただし、生物学的要因（項目4）と心理社会的要因（項目3）に分ける場合、〝生物学的要因〟は〝遺伝〟より広い範囲を含みます。例えば、薬の影響や脳機能の障害（外因性疾患や内因性疾患）なども生物学的要因に含まれます。では、なぜこの二つを区別することが重要なのでしょうか？

それは、問題がどちらの原因によるかで捉え方や対応が大きく変わってくるからです。例えば、学生が一人暮らしの影響でインターネットにはまり、学校に遅刻したり、授業中に集中力を欠く場合、生活習慣を悪化させた心理社会的要因が直接的原因と言えます。したがって、学生への助言や生活指導は適切な対応です。一方、もし遅刻や学習の不調が、例えばⅡ型双極性障害（項目25）、つまり生物学的要因が原因の場合、医療機関（精神科医）を受診し、症状を治すことが問題解決の第一歩です。この二つの要因を混同すると、解決につながらないだけでなく、関係者は混乱し、事態を悪化させます。このことは身の回りの問題だけでなく、実は刑事裁判における責任能力の判断にも関係します。このように心理社会的要因と生物学的要因を区別することは問題を解決するための重要な出発点となります。

事前チェック問題　解答

Q1　NO　メンタルヘルスの問題は子供からあらゆる状況の大人まで広く生じます。

Q2　NO　精神疾患はストレス以外の原因で生じる場合が稀《まれ》ではありません。

Q3　YES

Q4　YES

Q5　NO　心理的ストレスが原因であっても、症状によっては薬による治療が必要となります。

Q6　NO　自閉症は生まれつきの素因によって生じる障害であり、愛情不足やゲームが原因ではありません。

Q7　YES

Q8　NO　心身症とは体の病気の症状が心理社会的状況によって大きく変化する場合を指します。

第2章

知っておきたい子供と学校の現状

学校は〝児童精神保健機関〟でもある

第2章では、学校と子供を通じてメンタルヘルスの理解を深めます。学校のことは意外に正しく理解されていませんが、学校は教育機関であるとともに、法令にもとづき子供のメンタルヘルスを扱う〝児童精神保健機関〟としての役割を担っています。しかし、一般社会と同じくメンタルヘルスに対する誤解が続いたこともあり、不登校などの問題への対応に混乱がみられました。近年、実態調査や発達障害への取り組み（特別支援教育）を契機として、子供の抱える悩みの多くに、大人と同様に深刻なメンタルヘルスの問題が関与していることが分かってきました。これらの事実を踏まえ、保護者・教師をはじめ大人が子供の示す問題をどのように捉えたらよいかについて解説します。

事前チェック問題

最初に「事前チェック問題」をやってみましょう。答えの見当がつかない場合も、必ず、ＹＥＳかＮＯ（または①～③）に丸をつけてください。本章を読み終わった後に章末の解答と照合することで、より知識が定着するはずです。

Q1 養護教諭は学校に配属された看護師ではなく、学校保健を専門とする教員である
YES／NO?

Q2 学校において、学級担任は養護教諭と役割分担し、教科の学習指導と生活指導に専念する方が子供にとって望ましい　YES／NO?

Q3 たいていの学級担任は、子供の様子から病院の受診が必要か否かすぐ判断できる
YES／NO?

Q4 不登校の主な原因は内気な性格と生活習慣の乱れである
YES／NO?

Q5 校内の対応では対処できないメンタルヘルスの問題が多いことに教育行政は昔から気づいていた　YES／NO?

Q6 中規模以上（生徒数五〇〇名以上）の中学校でメンタルヘルスの問題に悩む生徒は一校あたり何名？　①二〜三名　②約一〇名　③三〇名以上

Q7 保健室に来る子供の相談のうち、メンタルヘルスの問題は身体の症状に次いで多い
YES／NO?

Q8 メンタルヘルスの問題を抱える子供のうち医療を必要とするのは一割程度である
YES／NO?

9 子供のメンタルヘルスと学校の関係は？

学校は子供の教育を目的とする機関です。では、学校というシステムの中でメンタルヘルスはどのような位置を占めるのでしょうか。一般に、学校と言えばまず〝授業〟を思い浮かべますが、これは図2－1の「教科学習」に相当します。専門学校では職業技能の習得もここに含まれるでしょう。

次に重要な役割として、通学状況、学習態度、学校での振る舞い、生活習慣、社会規範などについての教育的指導（「生徒指導」あるいは「生活指導」）があります。ここで言う〝指導〟とは、未成年の飲酒や喫煙の防止から、生活の送り方に関する助言や励まし、教育相談などを含みます。このように**教科学習と生徒指導は教壇に立つ先生にとって二大職務**と言えます。

この二つ以外に学校にはもう一つ重要な役割があります。それが「学校保健」であり、「学校保健安全法」という法令で定められています。このことは、**学校が保健機関としての役割を担うことが法律的に義務づけられている**ことを意味します。これは教育が健康と切り離せないことを考えると当然でしょう。

学校保健は、体の健康づくりと心の健康づくりを担っており、教科学習と生徒指導にとっても欠かせない支えとなっています。そして、子供の心の健康づくりには教育学、心理学とともにメンタルヘルスの知識が不可欠となります。子供に病気や障害がある場合、適切なケアと支援を行うことが安定した学校生活の前提となるからです。

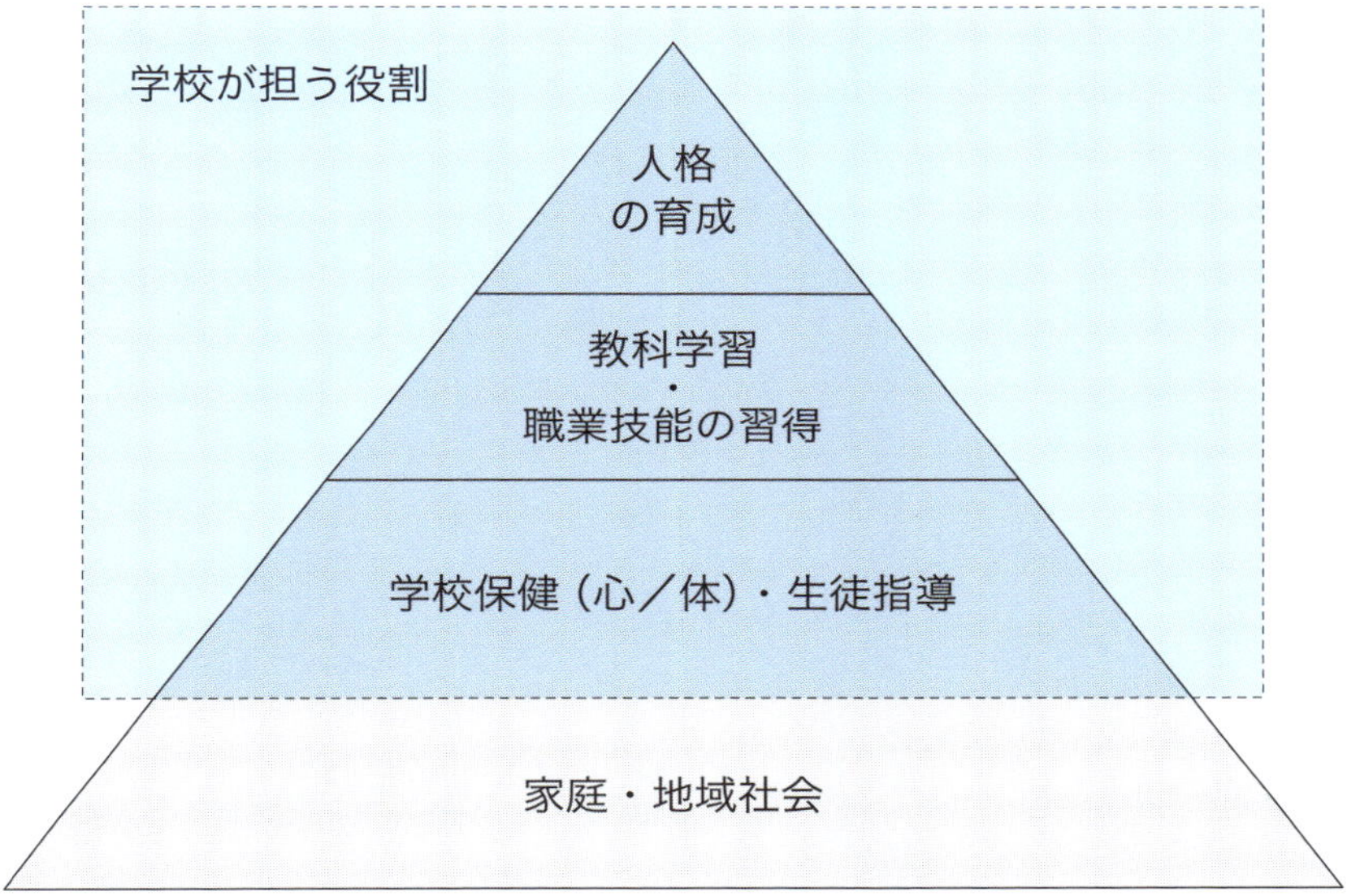

2-1 学校教育のなりたち

学校保健に中心的役割を果たしているのは養護教諭で、ケガや体調不良への対応、病気や障害のケア、虐待など子供の異変の察知、保健の教育や指導などを担っています。その際、**重要な点は、養護教諭は〝学校で働く看護師〟（スクール・ナース）ではなく、学校保健を専門とする「教師」である点です。**海外では看護師・保健師が市など自治体から学校へ派遣されており、多くは非常勤です。日本の養護教諭のように**学校保健を専門とする〝教員〟を常勤で配置しているのは我が国の特色であり、世界に誇る制度**と言えます。この点で、日本は諸外国よりも進んだ学校保健のインフラを有しています。養護教諭は学校医や医療機関との連携など、常に教育と医療の接点にいるため、多様なメンタルヘルスの問題の原因（第1章）を見極めて対応するうえで中心的役割を果たす存在です。

担任がメンタルヘルス（とりわけ早期発見）に関して担う役割は極めて重要です。毎日、朝の登校時から生徒の様子を観察し、授業中や休み時間を含め、普段の姿をいちばんよくみているのが担任です。保護者と情報交換する機会も多く、非常勤で来る専門家よりも生徒の異変に気づきやすい立場にいます。そのため、**担任がメンタルヘルスの知識を身につけ、養護教諭や学校医と連携すれば、子供のメンタルヘルスは飛躍的に向上**するはずです。また、それは教科学習と生徒指導にとってもプラスとなります。

10 メンタルヘルスの誤解が学校に混乱を生んだ

学校が直面する大きな問題の一つに不登校があります。この不登校を例に、教員や学校関係者にみられる混乱について解説しましょう。

不登校とは疾患名（診断名）ではなく、病気療養などの理由がないのに登校しない日が多い状態を指しています（文部科学省の統計では年三〇日以上が目安）。不登校の生徒数は増加ないし横ばいが続いており（図2－2）、学校関係者はその対応に悩んできました。そして、〝登校するよう働きかけるべき〟〝いや登校刺激を与えてはいけない〟など相反する方針、あるいは〝不登校をゼロに〟という標語が掲げられる一方で〝子供が登校しない権利〟として不登校を擁護する主張がみられるなどの混乱が生じました。

では不登校はいったいどのような原因で起きるのでしょうか。実際は不登校の背景はさまざまです。校種（小学校・中学・高校）、全日制・定時制、普通・特別支援学校などにより、主な背景に相違があることもしばしば指摘されています。また、地域差もあります。しかし、**不登校のほとんどのケースに共通するのは、メンタルヘルスの問題が関与しているという点です**。そこで第1章で述べた三つのタイプの区別が重要になります。

当初、不登校はもっぱら「心」の領域の問題だと思われていました。そして、カウンセラーが個人面接を行い、生徒に寄り添う中で子供が心理的に安定・成長し、再登校に向けて歩み出すのを待つという姿勢がよ

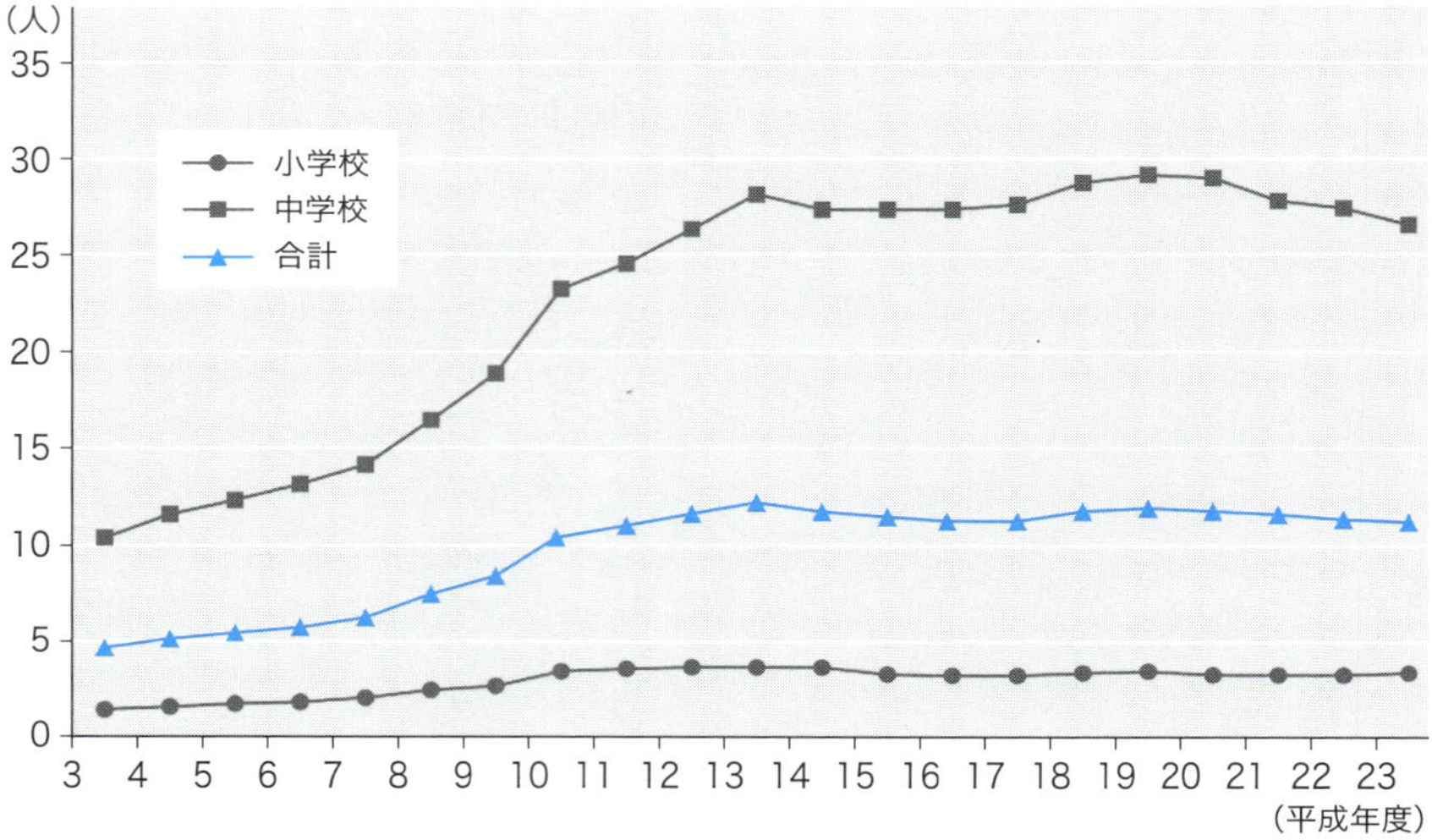

2-2 不登校児童生徒数の割合の推移（1,000人あたりの不登校児童生徒数）
出典：文部科学省 平成23年度「児童生徒の問題行動等生徒指導上の諸問題に関する調査」について（平成24年9月11日報告資料）

いとされました。しかし、実際には不登校が長期化し、むしろ精神的成長の機会から遠ざかるケースが多く、中学校を中心にスクールカウンセラーが配置されてからも不登校児童生徒数は増加し続けて高止まりとなりました（図2－2）。

一方、**しばしば「脳」の領域の問題が不登校の背景にある**ことは、以前から養護教諭や児童精神科医は気づいていました。「脳」の領域の問題が不登校の背景にある例として、統合失調症（項目23）を発病したケース、軽度の知的障害（項目35）により学業不振から不適応を生じたケース、発達障害の一つである自閉症スペクトラム障害（項目31、32）のため集団への交わりに苦労しているケースなどがあります。

これら**「脳」の領域の問題を見落とすと、どれだけ熱心に生徒指導やカウンセリングを行っても不登校は解決しません**。例えば、内因性（項目

4）の疾患がある場合はまずその治療を開始する必要があります。また、発達障害がある場合は、「脳」の領域からくる問題を踏まえて環境調整などの対応を行う必要があります。なかでも、学校へ足を運ぶための具体的動機づけや学習上の配慮、集団への抵抗を緩和し、安全感が保たれる学級・学校運営が大切になります。必要に応じて通級施設、保健室・別室登校、さらに家庭を安定させる行政的支援（保健所や福祉サービス）の導入などが役立つことも少なくありません。また、ケースによっては転校や進路変更が適切な選択肢であることもあります。子供の成長に向けたケアは、むしろ再登校してからが本番と言えるでしょう。

このように、不登校に限らずメンタルヘルスをめぐる学校の混乱の多くは項目8のパターンの誤解（「脳」の問題を「心」の問題と見誤る）に由来します。この誤解に陥りやすい背景としては、国や地方の教育行政（とりわけ学級担任を統括する部署）が不登校という問題をもっぱら〝生徒指導〟の対象と位置づけており、不登校の背景をなすメンタルヘルスの問題に十分気づいていなかったことが挙げられます。このことはおそらくいじめや自殺（企図）の問題にもかなり当てはまると推測されます。

11

取り組みが遅れた理由（1）：教育現場の要因

学校では想像をはるかに上回る数の子供がメンタルヘルスの問題を抱えています。なかでも医療機関（精神科）を受診する必要のある問題が大きな割合を占めているのが現状です（項目13、14）。このような状況にもかかわらず、学校がこれらの問題に本格的に取り組み始めたのは最近のことです。ここでは、取り組みが遅れた理由を探ることで、子供のメンタルヘルスを向上させる手掛かりにしたいと思います。

まず、クラス全員を毎日チェックできる立場にある担任の先生について考えましょう。出欠・遅刻・早退や家庭状況などの情報を念頭に置きながら、朝のホームルームや授業での生徒の様子をみることで、かなり精緻な観察をしていることになります。例えば、「今日は遅刻しなかった」「最近、ぼんやりしている」「休み時間は一人でいる」「質問の意味をよく取り違える」などはメンタルヘルスの貴重な情報を含んでいます。しかし、生徒が出すサインを目にしていても、必ずしもそれが次にとるべき対応へスムーズにつながるわけではありません。

その原因の一つとして、**担任の先生は観察で得た生徒の情報を、生徒指導に活用することはあっても、メンタルヘルスの視点から眺める習慣はあまり身についていない**からです（ただし、この状況は少しずつ変わりつつあります）。小学校・中学校の担任の先生は授業や生徒指導のプロですが、教員養成課程で本格的なメンタルヘルスの教育は受けていません。また高校の先生の場合、多くは担当教科と関連した学部（例えば物理の先生なら理学部、歴史の先生なら文学部）を卒業しており、教員になるまでにメンタルヘルスの知識を得る機会は一般に少ないと考えられます。

教壇に立つ先生がメンタルヘルスの基礎知識を身につけると、観察した生徒の様子や普段との違いが何を意味するかについて、より正確な判断が可能になります。そうなれば適切な対応につながり、子供の精神的健康は間違いなく改善に向かうでしょう。担任が生徒のサインを正確にキャッチすれば、生徒の不安は軽減し、学校に対する信頼感も増します。つまり、メンタルヘルスの視点は子供の成長、すなわち教育にとってたいへん重要なわけです。

メンタルヘルスへの対応を遅らせてきた第二の原因は、〝子供が精神疾患にかかることは稀《まれ》だ〟という誤った思いこみです。別の言い方をすると、子供のメンタルヘルスに「脳」や「体」の問題が関与するのは特殊なケースに限るという通念です。これがまったくの誤りであることはあとで述べる調査結果（項目13、14）が示しています。

12

取り組みが遅れた理由（2）：行政側の要因

学校でメンタルヘルスへの本格的取り組みが遅れたのは、教員の職務内容や専門性などの（項目11で解説した）理由以外にもあります。その一つに、教育行政が児童生徒のメンタルヘルスの実態をなかなか把握できなかったことが挙げられます。実態が把握できなかったのは、まずメンタルヘルスに対する誤解（「脳」の問題を「心」の問題と見誤る項目8のパターン）があり、それによる混乱（項目10）が、学校のみならず、学校を統括する行政側にもあったと推測されます。例えば、文部科学省は不登校が主に「心」の問題であると当初は捉えていたようであり、教育相談（カウンセリング）をはじめ生徒指導で解決を図ろうとしました。文部科学省の中で不登校の問題を扱うのは主として初等中等教育局にある「児童生徒課」、つまり教科学習や生徒指導にあたる教員を統括する部署であり、スクールカウンセラーによる教育相談もこの部署が所轄しています。このように、不登校への対策を講じたのは学校保健を所轄する部署、つまりメンタルヘルスと密接に関わる部署ではなかったため、「脳」や「体」の領域の問題が多いことに気づきにくかったと考えられます。

一方、学校でメンタルヘルスを専門とするのは養護教諭で、その主な職務は「健康相談」をはじめとする「保健指導」です。この領域は文部科学省の中でもスポーツ・青少年局に属する「学校健康教育課」の所轄です。養護教諭は学年・クラスに関係なく子供の状態を観察し、親や担任に話しにくい事柄（例えば、いじめや性の問題）も相談しやすいのが特色です。また、身体検査や健康診断を通じて虐待や拒食症に気づくこともしばしばです。このように養護教諭は学校におけるメンタルヘルスの支柱と言ってよいでしょう。保護者、担任、学年主任、学校医などと連携し、医療機関へ紹介しやすい立場にあるため、「脳」や「体」の領域の問題への対応にも慣れています。

しかし冒頭で述べたように、不登校をはじめとするメンタルヘルスの問題を教育行政は〝生徒指導の問題〟〝スクールカウンセリングの対象〟と捉えていたため、我が国の利点である養護教諭の制度を十分活用せずにきました（非常災害後の子供の心のケアについても同様の事態が起きてきました）。特に、学校を管理する校長にメンタルヘルスの基礎知識がないと、教育行政の誤解と混乱がそのまま学校現場に持ち込まれるため、問題を解決するための正しい道筋がみえてきません。これはいわば行政の〝縦割り〟の弊害とも言えるかもしれません。本来であれば、教科の学習、生活習慣づくり、心と体のケアが一体となって子供の教育にあたる必要があります。

不登校の場合と同様の混乱が発達障害（第5章）に関しても起きました。近年、発達障害のある子供に対する教育（特別支援教育）を初等中等教育局の「特別支援教育課」が中心となって推進してきました。発達障害はメンタルヘルスの代表的問題の一つであり、専門的な学校保健の知識が必要となります。当初はそのような認識の薄いまま特別支援教育がスタートし、教育現場にかなりの混乱が生じました。しかし、最近は徐々に医療的視点が不可欠であることに気づかれつつあります。

13

学校調査の結果（1）：困っている子供の数は？

子供のメンタルヘルスに関する我が国の実情は、長い間、学校関係者の間でもよく知られておらず、実態を知るのは精神科を専門とする学校医などごく一部の関係者だけでした。その一方、いじめ、リストカット、拒食症、低年齢化する非行などメンタルヘルスの問題の深刻化が指摘されるようになりました。

そこで、全国一四〇〇校余りの小・中・高等学校（担任、養護教諭、学校医）を対象に、児童生徒のメンタルヘルスに関する実態調査が初めて実施され、平成一九年に調査結果が刊行されました（文献1）。平成二〇年に発行された保健室利用状況の全国調査（文献2）とともに主な結果を紹介します。どちらも日本学校保健会が文部科学省（学校健康教育課）の協力のもとに行いました。

児童生徒数五〇〇名以上の中規模校を対象とした調査結果によると、一年間（平成一六年度）にメンタルヘルスの問題で養護教諭が支援した児童生徒数は、小学校（四五六校）で五六八四名、中学校（四四七校）で一万四九六五名、高等学校（四六五校）で一万三八四五名と大変な数にのぼりました。**一校あたりの平均にすると、メンタルヘルスの問題で悩む児童生徒は、小学校で約一三名、中学校で約三四名、高等学校で約三〇名**となります。中学・高校における人数は、小規模な児童精神科クリニックを訪れる一ヵ月あたりの初診患者数に近い値です。未だ問題に気づかれていない子供がいることを考えると、実際の人数はさらに多いでしょう。

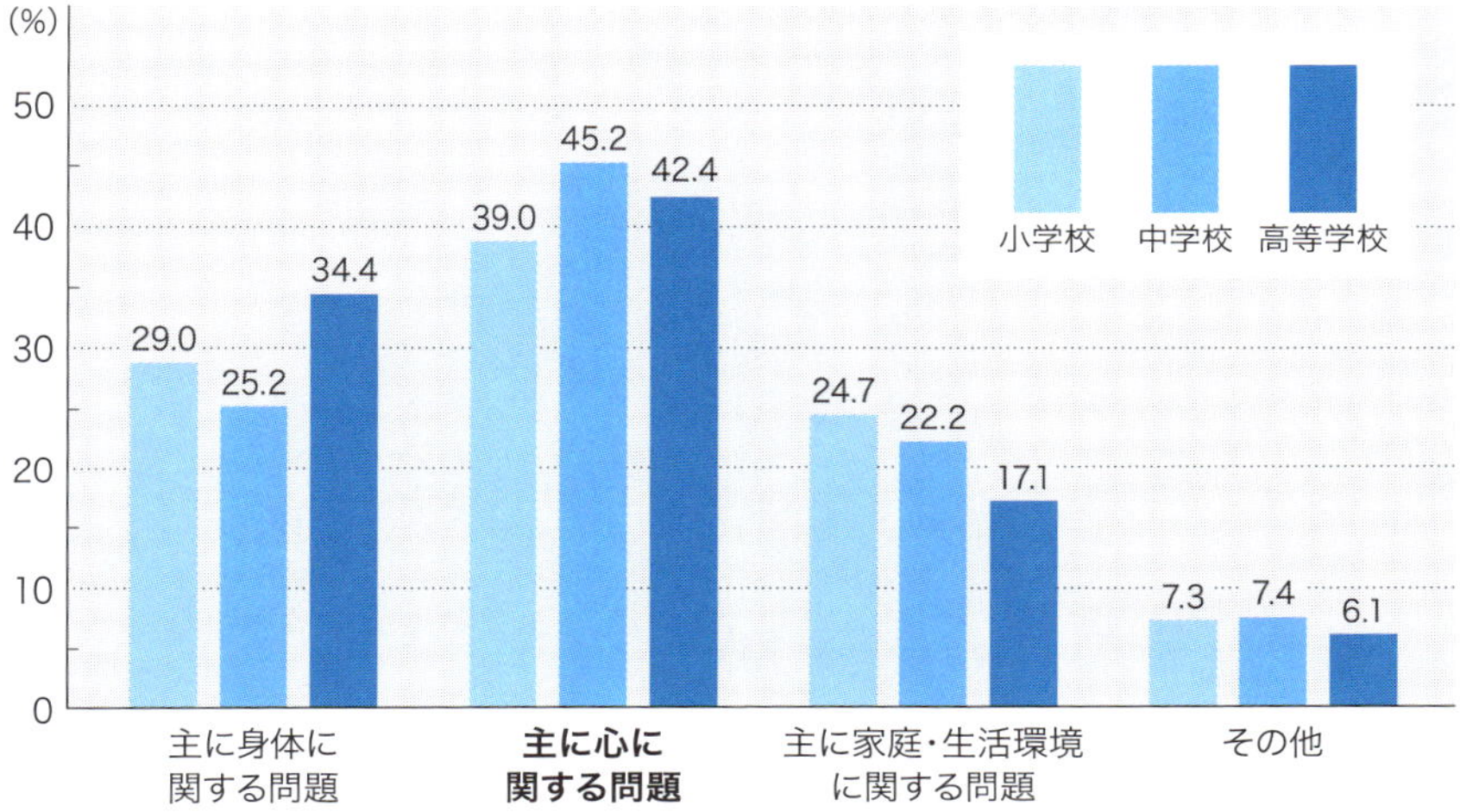

2-3 保健室を利用した児童生徒の主な背景要因（養護教諭が「記録する必要あり」とした児童生徒）出典：文献2より（改変）

次に、保健室を訪れた児童生徒について、その主な理由別に児童生徒数を調べた結果をみましょう。保健室を訪問した理由を、「主に身体に関する問題」「主に心に関する問題」「主に家庭・生活環境に関する問題」「その他」の四種類に分けると、図2－3のように、小・中・高校のいずれも、「主に心」が「主に身体」を上回り、理由の中で最多を占めていました。つまり、**メンタルヘルスの問題は、小学生から高校生までを通じて、保健室を利用する最大の原因**となっています。

これらの調査結果より、メンタルヘルスの問題を抱える児童生徒はどの学校にも数多く存在し、現在では学校保健の主要なテーマとなっていることが分かります。

文献1 財団法人日本学校保健会「子どものメンタルヘルスの理解とその対応」平成一九年
文献2 財団法人日本学校保健会「保健室利用状況に関する調査報告書（平成一八年度調査結果）」平成二〇年

14 学校調査の結果(2):どのような問題で困っているか?

メンタルヘルスの問題で教師がサポートした児童生徒の何割かは専門機関を訪れています。それは病院・診療所など医療機関を中心に表2－4のような状況でした。これをみると、すでに小学校の時点で「(児童)精神科」の受診を必要としている子供が稀《まれ》ではなく、中学、高校と進むにつれてそのような生徒が加速度的に増えている様子が分かります。

同じく表2－4から分かるように、小児科・内科・婦人科を受診した児童生徒数も多く、体の病気と関連したメンタルヘルスの問題(第1章で解説した「体」の領域)が少なくないことを表しています。現在、中学校の多くはスクールカウンセラーを配置していますが、医療機関を受診した生徒の数はスクールカウンセラーへの相談数を上回っています。

メンタルヘルスの問題の中身を尋ねるのはプライバシーに深く関わるため、詳しい症状や診断名を調査することは困難です。そのため、学校の健康相談でよく遭遇する問題を取りあげ、その内容別に人数(小・中・高校の合計)をみることにしましょう。対象となった約二万四〇〇〇名の児童生徒中、第一位は人間関係の悩み(七八七五名)、第二位は不登校関連(四五〇〇名)、第三位は発達障害(項目4、第5章)の問題(三四二六名)です。第四位は性の問題(一六五二名)、第五位は身体症状に伴う不安(一一五五名)、第六位はリストカット・自傷(一〇八九名)であり、いじめ(九七六名)、睡眠障害(六五二名)、拒食・過食

	小学校	中学校	高等学校
精神科医	59	117	191
心療内科医	86	176	337
内科医	16	48	58
小児科医	53	52	16
産婦人科医	0	18	34
教育センター等教育委員会所管の機関	138	232	53
精神保健福祉センター	8	9	16
保健所	11	4	14
児童相談所	95	173	48
その他	72	91	492

2-4 担任がメンタルヘルスの問題で支援した児童生徒（小学校709人、中学校1022人、高等学校731人）のうち、医療機関の受診や相談機関等の利用をした子供の内訳（人数／複数回答） 出典：財団法人日本学校保健会「子どものメンタルヘルスの理解とその対応」平成19年

（五三四名）、虐待（三四〇名）がそれらに続きます。その際、第一位（人間関係）と第二位（不登校関連）の問題にも発達障害が関与している可能性を多くの回答者が付記しています。

以上の結果からも**医療機関で相談する必要のある問題が大きな割合を占めている**ことがうかがわれます。さらに別の調査結果もこのことを裏付けています。「平成一八年度保健室利用状況調査」（日本学校保健会）では、保健室を利用した理由のうち「精神疾患に関する問題」や「発達障害に関する問題」と回答した数だけで、小学生（約五五〇〇名中）四五四名、中学生（約一万二〇〇〇名中）八八六名、高校生（約一万二〇〇〇名中）九〇九名にのぼっています。まだ診断を受けていないケースを含めるとその数はさらに大きくなるでしょう。

以上より、**子供が抱えるメンタルヘルスの問題は大人に劣らず深刻なものが多く、専門機関での相談と並行して学校でのケアを行う必要がある**ことが分かります。

コラム2

不登校とは

我が国では不登校の児童生徒数は高度経済成長期を過ぎた一九七〇年代から増え始め、平成に入ってから急増し、高止まりの状態（小学生の約〇・三％、中学生の約二・七％）で現在に至っています。項目10で述べたように〝不登校〟は病名ではなく、子供の登校状況を示す呼び名であり、教育行政は長い間、不登校をもっぱら〝生徒指導上の問題〟として取り組んできました。その後、我が国で臨床心理学が広まり、スクールカウンセラーが配置されるようになると、〝心の病〟として母子分離、父性の欠如、そのほかの家族内問題などが取りあげられるようになりましたが、不登校の減少にはつながりませんでした。その後、二〇〇七年から特別支援教育が始まって以降、不登校の児童生徒の中には発達障害（第5章参照）の子供が多いことが分かってきました。また、自然災害や事故の後はＰＴＳＤで不登校になる児童生徒が少なくありません。このように、ほとんどの場合、不登校の背景には何らかのメンタルヘルスの問題が存在しています。そこに学校の教育環境や人間関係、家庭や地域の状況、学力や進路の適性などの問題が加わり、学校に足を運ばなくなるというケースが大きな割合を占めています。そのため不登校を解決するにはこれらの問題と具体的に向き合い、医療をはじめしばしば複数のレベル（時に家族への福祉的支援を含む）で介入する必要があります。その際、発達障害など生物学的要因が背景に存在することが多いため、それを見落とさず、その影響に配慮した対応をすることがポイントとなります。

事前チェック問題　解答

Q1 YES

Q2 NO 学級担任は養護教諭とともに健康観察にあたることが子供の保健の向上に欠かせません。

Q3 NO 多くの学級担任にとって児童生徒の精神的状態から医療の必要性をすぐ判断するのは困難です。

Q4 NO 不登校の背景には発達障害をはじめとする医療的問題が多いことが分かってきました。

Q5 NO 近年、ようやく教育行政が医療機関との連携の必要性を強調するようになりました。

Q6 ③ 三〇名以上。

Q7 NO 保健室に来る子供の相談のうち最も多いのは小・中・高校ともメンタルヘルスの問題です。

Q8 NO メンタルヘルスの問題のうち医療を必要とするのは少なくとも半数程度に及ぶと推測されます。

第3章

精神症状の六つのグループ

精神症状にはどのようなものがあるか

メンタルヘルスの問題の代表は精神疾患です。そして、精神疾患に気づき、診断が行われるための鍵となるのが精神症状です。体の症状は、発熱、頭痛、嘔吐《おうと》、めまいなど分かりやすいのに対して、精神症状には〝症状〟と気づかれないものがたくさんあります。第3章では、分かりやすくするため主要な精神症状を六つのグループにまとめて解説します。観察した症状が属するグループが分かれば、それが第1章で述べた三つのタイプのうち、どの原因によるかだいたい推測できます。そうすると、医療機関を受診すべきかどうかの判断や、症状の重さや緊急性に応じた対応が可能になります。

事前チェック問題

最初に「事前チェック問題」をやってみましょう。答えの見当がつかない場合も、必ず、ＹＥＳかＮＯに丸をつけてください。本章を読み終わった後に章末の解答と照合することで、より知識が定着するはずです。

Q1 軽度の意識障害はただ元気がないだけのようにみえることがある
YES／NO？

Q2 同僚に被害妄想が現れた場合、「気のせいだ」と安心させて休養を勧めるのがよい
YES／NO？

Q3 二〜三日眠らずに仕事ができ、次々アイデアがわくのは非常に健康な証拠である
YES／NO？

Q4 感情が過敏で気持ちの浮き沈みが激しく、不安定な人間関係を繰り返す場合、それは精神疾患である可能性がある YES／NO？

Q5 境界性パーソナリティ障害の人は、幻覚や妄想がなく、活発な行動力があるため、比較的軽度なメンタルヘルスの問題と言える YES／NO？

Q6 アルコール依存症の人はいつも泥酔し、手が震えていることが多い
YES／NO？

Q7 拒食症や過食症の可能性がある場合、家族に本人の様子を尋ねるなど、日常生活の情報を集めることが重要である YES／NO？

Q8 ぼんやりした白昼夢の状態になることは健康な子供でもよくある
YES／NO？

15 なるべく早く受診した方がよい症状

精神症状は体の症状と同様に数多く、内容もさまざまです。そのため個々バラバラに覚えようとしても頭に入りません。そこで本書では、『日常生活を普通に送るための必要条件』という視点から、精神症状を大きく六つのグループに分けて解説します。これは特に医学的に定義された分類ではなく、学校や職場などのメンタルヘルス関係者にとって実用的に役立つよう作成しました。

ここではまず、「意識」「認識と活力」「パーソナリティ」を軸とする三つのグループを取りあげます。これらはいわば日常生活の前提条件であり、どれに異変が生じてもすぐに生活を破綻させます。

■グループ1「意識障害」

当然ながら「意識がはっきりしている」ことは、仕事、遊び、人との交わりをはじめすべての（睡眠を除く）精神活動の基盤です。しかし、いくつかの精神疾患では意識が障害されることがあります。一般に**意識障害は〝重い症状〟**と考えた方がよく、**時として命に関わることや救急受診が必要**になることがあります。**意識障害の多くは、第1章で述べた「脳」（器質性、内因性が多いが時に薬剤性／中毒性も）か「体」（症状性）が原因**です。

■グループ2「外界の認識と活力の異常（精神病症状）」

普通に日常生活を送るためには意識がはっきりしているだけでは不十分です。**身の回りの出来事を正常に**

認識し、それにもとづいて行動するための適度な活力が必要となります。古くから〝精神病（psychosis）〟と呼ばれてきた統合失調症やうつ病・双極性障害（躁《そう》うつ病）では、この部分に異常が現れます。異常な認識の例として、実際にはない声が聞こえる（幻覚の一種）、犯罪組織が自分を狙っていると思いこむ（妄想の一種）などの症状があります。活力の異常は「気分症状」と呼ばれ、病的な落ち込み（うつ状態）と病的にハイな状態（躁《そう》状態）の二種類が主なものです。幻覚・妄想と気分症状を合わせて「精神病症状」と呼びますが、放置できない症状のため早めに受診する必要があります。原因の多くは第1章で述べた「脳」（内因性が多いが時に器質性、薬剤性／中毒性も）ですが、時に「体」や「心」が原因のこともあります。

■グループ3「パーソナリティ障害」

たとえ意識は明晰《めいせき》で、精神病症状がなくても、人間関係の基盤であるパーソナリティがある程度安定していないと社会生活は破綻します。〝パーソナリティ障害〟は本来いくつかの精神疾患（項目19）のグループを指す呼称ですが、本書では便宜上、パーソナリティに関する症状を表す語として用いました。代表的なパーソナリティ障害の特徴は人間関係の中で現れるパーソナリティの極端な不安定さと過敏さです。気持ちが非常に揺れ動き、安定した人間関係を築きにくく、常識を逸脱した無謀な行動に走ることがあります。公私の区別なく周囲の人を巻き込み、振り回しやすいのも特徴です。一時的に幻覚・妄想が現れることがあり、精神病との近さをうかがわせます。専門家による治療が望まれますが、年齢とともに落ち着きを示すことが少なくありません。原因は「脳」（内因性）と「心」の中間領域にあると想像されています。

16 日常生活に潜む症状

たとえグループ1~3の症状がなくても、日常生活を支障なく送るにはさらにいくつかの条件が必要です。第一に、食事、飲酒、手洗いをはじめとする習慣的行為が適当な範囲・程度で行えること、第二に、日常生活の中に強い不安・恐怖・苦痛の対象が存在しないこと、第三に、心身が自分自身によって制御されていることです。グループ4~6ではそれらが障害されます。

■グループ4「強迫・依存症・摂食障害」

強迫・依存症・摂食障害ではいずれも**習慣的行為が自分でうまくコントロールできなくなり、程度を超えた状態に陥ります**。学校や職場の様子だけからでは症状に気づくのが難しいことがあります。

「強迫」とは、何度も戸締まりを確認してしまう、手洗いがいつまでもとまらないなどの症状を指します。「依存症」は飲酒や薬物使用、あるいはギャンブルやインターネットなどの行為に制止がきかなくなり、健常な生活に支障を生じる状態です。代表はアルコール依存症ですが、やめようと思っても普通のやり方では断酒できず、患者自身だけでなく家族の生活を徐々に破壊します。「摂食障害」では、極端なダイエットや制御できない過食に陥り、心身とも健康な状態が失われます。これらの原因は**「脳」と「心」の中間領域にあり、時に「体」も関与する問題ではないかと推測**されています。

■グループ5「不安・恐怖症状」

不安・恐怖症状の一つに「パニック発作」があります。これは、突然、過呼吸や動悸《どうき》とともに強い恐怖感に襲われ〝気が変になりそう〟と感じるような混乱に陥る症状です。災害・事件・事故などによる心理的ショック（トラウマ）がきっかけで出現する症状の一つに、その時体験した苦痛で恐ろしい場面の記憶がよみがえる「フラッシュバック」があります。これも代表的な恐怖症状です。そのほか、人の視線を恐れる「対人恐怖」も不安・恐怖症状です。いずれも一般の人にとって何気ない生活場面がその人に強い不安や恐怖を引き起こします。基本的には「心」の領域に属すると考えられていますが、重症化すると「脳」の領域の問題に発展することがあります。

■グループ6「解離症状」

通常であれば自分の意志でコントロールできる心身の働きが、自分の支配から切り離されてしまう状態を指します。心の働きへの支配が弱まる例として、「意識が目の前の現実から離れてしまう」「覚えているはずの記憶が思いだせない」などの症状があります。体の働きへの支配が失われる例としては「体に異常がないのに足が動かなくなった、耳が聞こえなくなった」などの症状があります。さらに顕著な例として、心身の支配が普段と違う別の自分に奪われてしまう多重人格があります。このような症状の背後には、たいていの場合、つらく耐えがたい体験や強い心の葛藤が存在します。このように解離症状には一見激しいものが含まれますが、適切な治療により短期間で回復することがあります。「心」の領域に属する精神疾患であり、詐病（仮病）のような偽りの症状と混同しないよう注意しましょう。

17

グループ1：意識障害（意識の曇り）

意識の障害のされ方にはさまざまな程度があります。重い順にみていきましょう。

1．意識消失

意識障害の中で最も重いのは、意識がなくなる意識消失です。精神医療でしばしば出会う意識消失の原因は、子供の場合は脳炎やてんかん、大人の場合は脳血管障害、急性アルコール中毒、一酸化炭素中毒、肝硬変など、**外因性疾患（器質性、薬剤性／中毒性、症状性〈項目4、5〉）が大きな割合**を占めます。このように**意識消失が起きた場合、脳か体に重大な異変が生じている可能性が高い**と言えます。

意識が強く障害されたことによるこれらの意識消失は、起立性低血圧（立ちくらみ）のように脳への血液供給が一過性に減少して起きる意識消失である**〝失神〟（短時間で回復可能なもの）とは別のものです**。ただし意識がない場合、重い意識障害としての意識消失と失神との区別が難しいことがあるため、**すぐ回復しない時は救急受診**しましょう。

あとで述べるパニック発作（項目21）や解離症状（項目22）でも失神や意識状態の異常が起きることがありますす。これらは意識障害と違って基本的に命に別条はなく、回復まで様子を見守るのがよいでしょう。

2．もうろう状態・錯乱・せん妄

これらは意識消失に次いで重い症状です。**もうろう状態の代表は、てんかんの大発作による意識消失の**

後、意識が完全に戻るまでの間のぼんやりした状態（発作後もうろう状態）です。周囲をきちんと認識できず、問いかけにもほとんど応答なく、その間の記憶も残りません。次に、錯乱とは思考のまとまりがなくなった状態です。例えば、統合失調症（項目23）が急激に悪化し、泣く、笑う、黙り込むなど精神状態が脈絡なく変化し、会話も支離滅裂になった状態（急性錯乱状態）がその例です。最後にせん妄とは、興奮、焦燥感のほか幻覚や妄想を伴いやすい意識障害です。高齢者（特に認知症の人）に起きやすい夜間せん妄では、夜に突然、落ち着きなく徘徊《はいかい》を始めたり、〝部屋に男性が入ってくる〟などの幻覚がよく出現します。錯乱、せん妄ともその間の記憶は断片的となります。

3. 軽微な意識混濁

これは意識障害の中でも最も気づかれにくい症状です。普通のようでいて何となくぼうっとしていたり、トンチンカンにみえる反応をするなど、〝元気がない〟〝どこか変〟という印象を与えます。そのため、意識混濁の可能性を念頭に置いていないと、うつ状態や睡眠不足と間違うことがあります。実際には、認知能力や思考力が低下しており、簡単な質問にも正しく答えることができません。

軽微な意識混濁は症状が軽くみえるだけに、意識障害の中で最も注意が必要です。実際、頭部打撲、脳腫《のうしゅ》瘍《よう》、てんかん、薬剤の副作用、そのほか脳機能にダメージを与える体の病気（肝硬変による高アンモニア血症など）など外因性疾患が原因のことがあり、すぐに病院を受診する必要があります。意識障害が進み、放っておくと自然に目を閉じてしまう状態は「傾眠」と呼び、早急に原因を突きとめる必要があります。

18

グループ2：外界の認識と活力の異常（精神病症状）

精神病症状とは、一九世紀から知られる三つの精神病（統合失調症、うつ病、躁《そう》うつ病）に出現する症状を指します。一般にもよく耳にする「幻覚」と「妄想」はその代表です。狭い意味で〝精神病症状〟という場合はこの二つを指します。

幻覚とは、実際には存在しない声や音が聞こえたり（幻聴）、姿がみえたり（幻視）する症状であり、聴覚・視覚以外の五感でも起きます（幻臭、幻味、幻触）。**最も多いのは幻聴で、統合失調症では人の声が聞こえる〝幻声〟が中心**です。

妄想とは、事実ではない誤った確信（思いこみ）で、それが間違いである証拠を示しても修正がききません。妄想の例としては、〝自分は秘密組織から命を狙われている〟（被害妄想）、〝自分はキリストの生まれ変わりだ〟（誇大妄想）などがあります。また、〝自分をサイボーグに変えるため、東京スカイツリーから光線が発射されているのがみえる〟などのように幻覚と妄想が入り混じった症状もあります。

幻覚・妄想に近い症状として、〝背骨の一部が溶けている〟（体感幻覚）、〝鼻の形が変なので（実際は変ではない）、手術したい〟（醜形恐怖《しゅうけい》）、〝検査結果に異常はないが自分は癌《がん》に違いない〟（心気妄想）、〝家に帰ると母親そっくりの偽者がいた〟（人物誤認妄想）などがあります。

それ以外では「関係念慮」と呼ばれる症状も重要です。これは、身の回りの何気ない光景（例えば、誰

被害妄想	(例)「会社がぐるになって自分の命を狙っている」
誇大妄想	(例)「僕は世界の天候を操ることができる」
体感幻覚	(例)「自分の膀胱《ぼうこう》にはいくつも穴があいている」
醜形恐怖	(例)「太ももの形が変なので美容整形で治したい」
心気妄想	(例)「最近よく咳が出るので自分はエイズに違いない」
人物誤認妄想	(例)「家にいた男は主人に似た偽者です」
関係念慮	(例)「通行人が皆、通りすがりに顔を背ける」

3-1 代表的な妄想と近縁症状

かが咳《せき》をした)を、〝お前は出ていけ〟という自分へのメッセージとして感じ取ってしまうような場合を指します。このように、**見聞きする出来事を自分と悪く関係づけて捉える症状のことを「被害関係念慮」**と呼びます。

以上のような症状があると、身の回りの出来事や自分の置かれた状況を正常に認識することができず、本人は周囲との違和感やつらさに苦しみます。表3-1に代表的な妄想と近縁症状を整理しました。

次に、**躁《そう》状態とうつ状態は、どちらも活力が正常範囲からはみだした状態であり、誰にでもある上機嫌や落ち込みとは違います**。躁状態になると、よくしゃべり、次から次へと着想がわき、休まず活動し、二〜三日眠らなくても平気なことがあります。一方、うつ状態では、意欲がわかず、楽しいという感覚がなくなり、活動や思考が不活発になります。そのため、躁状態・うつ状態とも普通の生活を送ることが困難となります。

19

グループ3：パーソナリティ障害（パーソナリティの激しい不安定）

同じ人でも日によって気分や体調が異なり、状況次第で感情も変化します。しかし、根本にあるパーソナリティは大きく変わらず、ある程度同じ姿を保つのが普通です。友人や知人との間で長い間にわたり一定の関係を維持できるのもそのためでしょう。それに対して、パーソナリティ障害（personality disorder：PD）と呼ばれる精神疾患の場合、人間関係の土台となるパーソナリティが非常に不安定なのが特徴です。感情的に過敏で、気持ちが常に揺れ動き、社会生活を平常心で送ることが難しくなります。

ここでは境界性パーソナリティ障害（通称〝ボーダーライン〟）の典型例をもとに説明しましょう。若い女性に多いと言われるこの障害では、〝理想的人物〟を求めて常に導き手やパートナーを探します。そして、初めは相手を理想化し、その人に没頭するのですが、しばらくすると自分の抱いた虚像が崩れ始め、相手を非難・罵倒《ばとう》し始めます。このように、相手への評価が〝最高〟か〝最低〟のどちらかに分裂してしまう傾向は〝スプリッティング〟と呼ばれます。

自分に対する評価や態度にも敏感です。相手がどれだけ自分に関心を寄せ、重要視しているか、どのくらい自分の期待に応えてくれそうかを試そうとする（〝テスティング〟）のも特徴です。自分が軽視されたと感じると強い怒りを相手に向けます。そして、周囲の人たちを自分の思う方向に動かそうとし（〝操作性〟）、パートナーを振り回す結果になります。時には、周囲の人々にそれぞれ自分の違う側面をみせ、結果的に関係者が混乱に陥ることがあります。

自分のパッションを投入できる対象を絶え間なく求める傾向があり、時には危険な場や活動に身を投じます。**一見アクティブにみえますが、心は常に空虚感を抱えており、没頭する対象を失うと強く落ち込むことがあります**。また、**思い立ったらすぐ行動する傾向が強く、衝動性のコントロールが不良です**。この心理特性のせいか、ボーダーラインの女性には摂食障害（拒食、過食）、アルコール多飲、リストカット、多量服薬などがしばしばみられます。〝自分の気持ちに正直に生きている〟ようにもみえますが、常にアイデンティティの危機や不安定さにさいなまれています。

ボーダーライン以外のＰＤもあります。例えば、**「自己愛性ＰＤ」の人は自分が常に周囲から重要視されることを（そうされるべき根拠がないのに）求め、「演技性ＰＤ」の人は、演技的で過剰な感情表出を用いて他人から賞賛を得ようとします**。どちらも他人を自己の目的のための手段として扱う点が共通しており、他者を巻き込んで自分の心の空虚さを埋めようとする点はボーダーラインと似ています。一方、**「回避性ＰＤ」の人は、病的に自尊感情が低く、ほとんどの社会的活動を避けようとします**。ほかにも「依存性ＰＤ」などが存在しますが、いくつかのＰＤが部分的に混在しているようなタイプもあります。いずれのタイプであれ、関係者はまずＰＤが精神疾患に位置づけられる問題であることを認識しておくことが大切です。

20

グループ4：強迫・依存症・摂食障害（調節が利かなくなった日常行為）

強迫症状とは通常の程度を超えたこだわりを指しており、「強迫行為」と「強迫観念」の二種類があります。強迫行為とは、必要以上に長い時間をかけて手を洗ったり、戸締まりの確認を何度も繰り返すような行動を指します。一方、強迫観念とは、ドアの取っ手をみると〝ばい菌で汚れている〟という考えがどうしても頭に浮かんだり、壁のポスターがわずかでも斜めだと（垂直でないと）気になるような症状を指します。本人もそれが行き過ぎ、考え過ぎで、馬鹿げていることを（子供の患者を除き）自覚している（つまり病識がある）のですが、それでも繰り返してしまうのが強迫症状です。

依存症にはさまざまなタイプがあり、お酒や薬物のような物質だけでなく、買い物、ギャンブル、仕事など多くの活動が依存対象になり得ます。なかでも特に重要なのがアルコール依存症です。お酒を適度に飲むことができず、毎日、かなりの量を飲まずにはおられないという病的状態に陥っています。注意すべきは、いつも泥酔しているわけではないのですが、飲酒に伴う人格・行動の変化が家族や周囲を困らせます。胃腸や肝臓を悪くして一時的にアルコールを控えたとしても、すぐにもとの飲酒パターンに戻り、時には反動で大量に飲み続けることがあります。典型的なアルコール依存症（多くは中年以降）の場合、本人の心身を蝕《むしば》み、家族の精神状態に悪影響を与えますが、病識をもつのが難しく、専門機関での治療や自助グループの活用などを必要とします。また、家庭内暴力（domestic violence:DV）が起こりやすくなります。DVを行

強迫症状	不合理で行き過ぎと分かりつつ、どうしてもあることが気になったり頭に浮かんでしまう（強迫観念）、または繰り返し行ってしまう（強迫行為）状態。
依存症	アルコール・薬剤・麻薬などの物質、あるいは買い物・ギャンブル・仕事・インターネットなどの行為・活動にのめり込み、生活に支障が出ても制止ができない状態。
摂食障害	極端なダイエットによる体重減少と、体重やカロリーへの異常なこだわりがみられる状態（拒食症）、および制御できない過食にしばしば食べ物摂取後の意図的嘔吐などを伴う状態（過食症）。

3-2 調節が利かなくなった日常行為

うアルコール依存の男性には、悪いと分かりつつ自分でもとめられずに悩む人と、幼児的な自己中心性で自分のやることはすべて許されると思いこんでいる人、自分の行動がDVだと気づいていない人など、いくつかのパターンがみられます。最近では、キッチンドリンカーなど女性のアルコール依存症者も増えています。

摂食障害では、飲食物の摂取に関するコントロールが失われます。まず**拒食症（神経性無食欲症）では、ほとんどの飲食物を受け付けなくなり、ひたすら体重の増加を恐れます。**一方、**過食症（神経性大食症）では一度に大量の食べ物を衝動的に摂取してしまうのが特徴で、多くの場合、食べた直後に意図的に嘔吐《おうと》します（自己誘発嘔吐）。**拒食と過食を交互に繰り返す人が多く、**どちらのタイプも、摂食のコントロールの問題だけでなく、自分の体重、体型、食べ物やカロリー数などに強くとらわれるという強迫症状のような状態**に陥ります。

強迫・依存症・摂食障害の人は、症状が現れる場面を除けば、一応、普通に社会生活を送っているようにみえる点がグループ1～3の精神症状と異なります。そのため、強迫・依存症・摂食障害の存在に気づくには、家庭での様子を含む日常生活の情報を集める必要があります。

21

グループ5：不安・恐怖症状（他人には平気なことが怖い）

不安・恐怖が中心となる精神症状にはいくつかの種類があります。その代表は「パニック障害」という病気に現れる二つの症状、すなわち「パニック発作」と「広場恐怖」です。パニック発作では、急に動悸《どうき》、過呼吸、めまい感などが現れ、自分がどうにかなってしまいそうという恐怖感でパニック状態に陥ります。一方、広場恐怖とは（文字通りの広場の意味ではなく）自分がパニック発作を起こすかもしれない状況（〝エレベーターに乗る〟〝人混みの中に行く〟〝家に一人でいる〟など）に対する強い恐怖感を指します。広場恐怖の対象は多くの場合、一般の人にとっては何でもない生活場面であるため、パニック障害の人は日常生活にさまざまな制約が生じます。

生命を脅かすようなつらく恐ろしい出来事（災害・事件・事故など）に遭遇したり、それを目撃したことが原因で発症する「心的外傷後ストレス障害」（ＰＴＳＤ）でも強い不安・恐怖症状が現れます。恐怖場面の記憶が鮮明によみがえる〝フラッシュバック〟という症状はその一つです（夢の中でよみがえることもあります）。また、極度の緊張状態を体験したことで全般的に恐怖心・警戒心が強まります（過覚醒症状）。さらに、つらい記憶を思いださせるような物事を避ける（例えば、地震でＰＴＳＤになった人が工事現場の振動を感じてあわてて立ち去るなど）〝回避症状〟も不安・恐怖症状の一つと考えてよいでしょう。

それ以外の例として、「社交不安障害」という疾患があります。社交不安障害では、人前に出たり、人目

パニック発作	急な動悸、過呼吸、めまい感などとともに自分がおかしくなりそうという強い恐怖感でパニック状態に陥る。
広場恐怖	パニック発作を起こすかもしれない状況（〝エレベーターに乗る〟〝人混みの中に行く〟〝家に一人でいる〟など）に対する強い恐怖感。
フラッシュバック	過去の恐ろしい体験の記憶が鮮明によみがえる。
過覚醒症状	全般的に恐怖心・警戒心が強まり、些細なことでビクッとする。
回避症状	恐ろしい記憶を思いださせるような物事を恐れ、強く避けようとする。
社交不安	人前に出たり、人目にさらされることを恐れ、そのような状況で激しく緊張する。
特定の恐怖症	高所恐怖や閉所恐怖のように特定のものだけを極度に恐れる。
全般性不安	あらゆることに関して過剰に心配し、不安で身動きがとれない状態。

3-3 主な不安・恐怖症状

にさらされることを恐れ、そのような状況になると激しく緊張します。そのため、会議などできちんと話せず、症状が重くなると外出が苦痛になり、引きこもってしまいます。

そのほかで不安・恐怖症状が現れる疾患として、**高所恐怖や閉所恐怖のように特定のものだけを極度に恐れる「特定の恐怖症」**や、試験や将来の予定など**あらゆることに関して過剰に心配し、不安で身動きがとれなくなる「全般性不安障害」**があります。

ここで紹介した症状をもつ人は、グループ4の患者と同様、一見普通に毎日を送っているようにみえることがあります。しかし、実際には不安・恐怖症状が起きないようできるだけ外出を控え、誘いを断り、バスに乗れないなど日常生活がかなり制限されます。

22

グループ6：解離症状（自分による心身の支配が失われる）

私たちは普段、意識を目の前の現実に向けたり、過去の記憶をたどったり、手足を思い通りに動かすなど、自分の心と体の働きを自らの意志でコントロールできます。ところが、脳や体に異常がないのに、**自分の心身の働きが意志の支配から離れてしまうという病的状態のことを「解離（症状）」と呼びます。**

遭遇しやすい解離の例として、意識が目の前の現実から一時的に離れてしまう〝白昼夢〟の状態があります。外見的には、遠くをぼんやり見つめるような状態であり、意識障害ではないものの、その間の記憶は通常抜け落ちます。このタイプの解離は強い心理的ショック（トラウマ）の後に起きる代表的症状の一つです。次に、**「解離性健忘」は、過去の記憶のうち特定の部分だけが思いだせなくなる症状**です。例えば、失恋で睡眠薬を多量に飲んだ青年が、意識が戻ってから失恋相手との交際期間のことだけが思いだせない場合などがそれに相当します。解離性健忘は〝心因性健忘〟とも呼ばれ、たいていはつらく不都合な出来事が思いだせなくなることから、強い心理的葛藤が背景にある症状と考えられます。

上記の**解離性健忘を背景にした突然の失踪・放浪は「解離性とん走」と呼ばれます。**これは後述する多重人格による行動ではなく、家族、履歴、社会的立場など自分自身にまつわる重要な事柄（自伝的記憶）に健忘がみられることが特徴です。

心理的葛藤による症状が記憶のような認知機能でなく、運動機能や感覚機能（視覚・聴覚など）に現れる

白昼夢の状態	解離性健忘
回想・空想・幻影などに没入し、意識を目の前の出来事に向けられない。	過去のある出来事だけが思いだせなくなる。
解離性とん走	**転換性障害**
自伝的記憶の一部を健忘した状態で失踪・放浪する。	身体的異常がないのに、体が思うように動かない、五感が正常に働かない。
解離性同一性障害	**離人症**
自分以外の人格が出現して心身を支配する。	現実は認識できるが現実感はなく夢の中にいるような感覚となる。

3-4 さまざまな解離症状

（つまり体の機能障害に転化される）ことがあり、それが主症状となる精神疾患を「転換性障害」といいます。**転換性障害では、体に異常がないのに〝立てない・歩けない・音が聞こえない・視野の一部しかみえない〟などの症状が現れます。**これらは、かつての精神医学で〝ヒステリー〟と呼ばれた症状に相当します。

劇的な解離症状として**「解離性同一性障害」（多重人格）**があります。これは、普段の自分に取って代わるような別人格が存在する状態です。患者自身（主人格）が第二の人格に気づいていないケース、複数の別人格が存在し、主人格がそれに気づいているケース、自分が乗っ取られるという感覚のあるケースなどさまざまで、個々の人格の支配力や主人格からの独立性はさまざまです。

最後に**「離人症性障害」では、意識から〝現実感〟が失われ、まるで自分が現実から遊離した傍観者か、夢の中にいるような感覚に陥ります。**「離人症」とも呼ばれ、**意識障害や幻覚・妄想と違い、目の前で起こっている出来事は**

きちんと把握できます。

以上のように解離症状の範囲は広く、あまり目立たないものから人目を引くものまで多彩です。いずれも心理的ストレスが大きな原因と考えられており、実際、トラウマが背景にあることが多いのは事実です。しかし、自閉症スペクトラム障害（項目31、32）、双極性障害（項目24、25）、摂食障害（項目28）などの病状の一環として起きることもあります。その場合、背景にある障害に気づくことが治療にとって不可欠です。

精神症状の6つのグループ（まとめ）

◉なるべく早く受診した方がよい症状

症状のグループ		主な原因	症状（例）
グループ1	意識障害	「脳」（器質性＞内因性）、 「体」（症状性）	意識消失、 もうろう状態・錯乱・せん妄、 軽微な意識混濁
グループ2	外界の認識と活力の異常（精神病症状）	多くは「脳」（内因性＞器質性、薬剤性／中毒性）、 時に「体」、稀に「心」	幻覚、妄想、気分症状 （躁状態、うつ状態）
グループ3	パーソナリティ障害	「脳」（内因性）と「心」の中間領域？	対人関係・ 対人行動・ 感情の不安定さ、 アイデンティティのもろさ

◉日常生活に潜む症状

症状のグループ		主な原因	症状（例）
グループ4	強迫・依存症・摂食障害	「脳」と「心」の中間？ 時に「体」が関与？	行き過ぎたこだわり・反復、 飲酒などへののめり込み、 食事摂取の調節の破綻
グループ5	不安・恐怖症状	主に「心」、 重症では「脳」が関与？	パニック発作、 フラッシュバック、 対人恐怖
グループ6	解離症状	「心」	白昼夢状態、 解離性健忘、 多重人格、 離人症

コラム3

うつ病をめぐる混乱

テレビ、新聞、雑誌などで〝うつ病〟という言葉をよく目にすると思います。人間の最も一般的なストレス反応の一つであることを考えると、うつ症状はすべての人にとって身近とも言えます。問題は、一般の人が（時には精神科医以外の医師も）〝うつ症状〟と〝うつ病〟を混同している点です。うつ症状を示すことのある疾患は数多く、第4章で取りあげる精神疾患のほとんどがそうであり、第5章で取りあげる発達障害の二次障害としてもうつ症状が起きます。さらに、第1章（項目2、4、5）で述べたように体の病気や薬剤でもうつ症状が起きることがあります。一方、「うつ病」は〝うつ症状〟を主症状とする病気の名前（診断名）であり、その診断にはうつ症状があるだけでは不十分であることに注意しましょう。

うつ病の診断で最も注意すべきは、うつ症状が目立つ双極性障害（躁《そう》うつ病）の人をうつ病と間違うことです。診断を誤ると治療法が適切ではなくなり、症状が治らないだけでなく悪化させることもあります（項目24）。このように、うつ病を正しく診断するには、うつ病以外の広範な疾患の診療経験を要します。実際、〝治りにくいうつ病〟と言われている患者さんの中には、実はうつ病以外の精神疾患がベースにある人が少なくありません。そのため、うつ症状に悩む人は一度、精神科の専門医（できれば大人から子供までを診る医師）できっちり鑑別診断を受けておくことが重要です。

事前チェック問題　解答

Q1 YES
Q2 NO　妄想のような精神病症状が現れた場合、早急に受診するよう誘導することが大切です。
Q3 NO　非常時でないのに不眠で過剰に活動的であるのは躁《そう》状態を疑う必要があります。
Q4 YES
Q5 NO　境界性パーソナリティ障害は自殺の恐れもある深刻な精神疾患です。
Q6 NO　アルコール依存症の人は飲酒時以外は一見普通にみえることが少なくありません。
Q7 YES
Q8 NO　子供が白昼夢の状態を示す時、多くの場合、心理的ショックやストレスが見いだされます。

第4章

基本となる一〇の疾患

特に重要な一〇の疾患を理解する

第3章では精神「症状」について説明しましたが、第4章ではいよいよ精神「疾患」を取りあげます。ここでは数百ある精神疾患のうち、メンタルヘルスの基礎知識として特に重要なものについて解説します。それは、「統合失調症」「うつ病」「双極性障害（躁《そう》うつ病）」「強迫性障害」「アルコール依存症」「神経性無食欲症（拒食症）」「神経性大食症（過食症）」「パニック障害」「社交不安障害」「心的外傷後ストレス障害（PTSD）」の一〇疾患です。これらを知っておくことで、子供から大人に共通して起きる深刻なメンタルヘルスの問題のかなりの部分が理解できるようになります。第1章で述べた原因の三分類、第3章で述べた精神症状の六グループを常に参照しながら一〇疾患それぞれの特徴を頭に入れるようにしてください。

事前チェック問題

最初に「事前チェック問題」をやってみましょう。答えの見当がつかない場合も、必ず、YESかNOに丸をつけてください。本章を読み終わった後に章末の解答と照合することで、より知識が定着するはずです。

Q1 統合失調症を発病しやすいのは四〇歳以降の大人であり、未成年には稀《まれ》である
YES／NO？

Q2 双極性障害（躁《そう》うつ病）の治療には主に抗うつ薬が使われる
YES／NO？

Q3 子供の双極性障害では、躁《そう》状態の時に問題行動や感情の爆発がしばしばみられる
YES／NO？

Q4 「お父さんは汚い」という理由で一緒の食卓につかなくなることは思春期にはよくある
YES／NO？

Q5 アルコール依存症の治療は、飲酒の際に適量でやめる習慣づくりが中心である
YES／NO？

Q6 拒食症で体重減少が進むと生命の危険につながることがある
YES／NO？

Q7 過食症の場合、体重が大きく増加するため周囲はすぐに気づくことが多い
YES／NO？

Q8 PTSDの患者の中にはフラッシュバックや緊張亢進《こうしん》があまり目立たない人がいる
YES／NO？

23 統合失調症

統合失調症は幻覚と妄想（項目18）を主な症状とする病気で、約一二〇人に一人がかかります。そのうち**半数以上の人は一五～三〇歳代で発病**しますが、**稀《まれ》ながら小学生で発病**することがあります。項目4で説明したように、統合失調症は「脳」の問題であり、生得的素因が発病に大きく関与します。ただし、受験や厳しい研修などのストレスが発症につながることがあります。しかし、それらの心理社会的要因は〝引き金〟ではあっても直接的原因ではありません。**休養やカウンセリングでは治らず、薬による治療が不可欠**です。よくみられる病状経過として次のようなケースがあります。

まじめな高校三年の男子が、夏休み明けから授業中にぼんやりするようになり（＝前駆症状）、独り言（＝独語）を言うようになりました。次第に勉強が手につかなくなり、母親に「部屋に盗聴器が仕掛けられている」「街中が自分の噂《うわさ》をしている」「組織に狙われている（＝被害妄想）。外は危ない」と言いだしました。また、〝死ね〟という声が聞こえる（＝幻聴）ようになり、耳栓をして過ごすこともありました。ある晩、深夜に興奮して大声をあげ、意味不明なことを口にする状態（＝錯乱状態）に陥り、両親に連れられて精神科を救急受診しました。その結果、統合失調症と診断され、薬が処方されました。医師からは「今日は家に帰り、薬を飲んで眠れるかどうか様子をみてください。もし眠れないで興奮が続くようならば入院しましょう」と説明を受けました。薬を服用すると翌日の昼までぐっすり眠り、元気はないものの、会話ができる状態となりました。一週間すると、盗聴器のことは気にならなくなり、幻聴も消えました。約四週間、自宅で休養した後、学校に病状を十分説明したうえで登校を再開することにしました。ただし、医師のアドバイスにより、本格的な受験勉強は行わず、まずは高校を卒業することに目標を絞り、再発の予防を最優先することにしました。

これは統合失調症の典型的な病状を示しており、数日から数週間の前駆症状（前ぶれとなる症状）の後に幻覚や妄想が現れ、薬（抗精神病薬）による治療でほとんどの症状が一旦治まったケースです。ただし、**薬を中断すると再発します**。

幻覚・妄想のような激しい精神症状（「陽性症状」）が落ち着いた後、全体的に活動性が低下する症状（「陰性症状」）が現れる人がいます。いずれの場合も**病状が十分安定し、無理なく日常生活が送れるくらいに回復するまでは、受験、就職などストレスフルなことに挑戦するのは危険**です。再発予防を最重視し、少しずつ活動を再開することが社会復帰への近道です。

上記のほか、統合失調症に近い精神疾患として、中年以降に発病し、妄想だけが目立ち、日常生活能力が大きく崩れないもの（妄想性障害）や、心身の緊張が高まり、外からの働きかけに対して（意識障害がないのに）反応しなくなり、同じ姿勢のまま固まってしまう症状などが中心になるもの（緊張病）があります。

24

気分障害：うつ病と双極性障害（躁《そう》うつ病）

気分障害の決め手となる症状は、元気・活力が病的に落ち込む〝うつ状態〟と、気持ちが高揚して過剰に活動的となる〝躁《そう》状態〟です。「知」（思考）・「情」（感情）・「意」（意欲）になぞらえて説明すると、**うつ状態では知・情・意すべてが低下し、思考力は鈍り、悲観的な気持ちとなり、意欲もなくなります。**反対に、**躁状態では知・情・意が高まり、思考力は活発で、楽観的となり、次々と意欲がわくため、休みなく活動しようとします。**

気分障害の中には、うつ状態だけが出現する「うつ病」と、躁状態とうつ状態の両方が現れる「双極性障害（躁うつ病）」があります。どちらも「脳」の問題（内因性、項目4）であり、薬物療法が主な治療法です。ストレス、過労、事故などさまざまな出来事が発病の引き金になることはよくありますが、それらは病気の根本原因ではありません。気分障害（特に双極性障害）の原因には生得的素因（項目4）が大きく関与すると考えられています。

うつ病ではほぼ一日中沈んだ気分が続き、何事にも楽しみや興味を感じなくなり、意欲が低下します。不眠（多くは早朝覚醒）、疲労感、食欲低下・体重減少、集中力・思考力の低下、時に焦燥感が現れます。自分を責めやすくなり、自殺について考えることも少なくありません。また、喉《のど》の詰まった感じや頭に輪がはまったような体の違和感を訴えることがあります。さらに、〝取り返しのつかないことをした〟（罪業妄想）、

	知（思考）	情（感情）	意（意欲）
躁状態	↑活発	↑楽観的	↑高揚
うつ状態	↓停滞	↓悲観的	↓低下
混合状態	↑・↓の速い交代や知・情・意での不ぞろい		

4-1 双極性障害（躁うつ病）の症状

〝不治の病にかかった〟（心気妄想）、〝自分は一文無しだ〟（貧困妄想）などの妄想が出現することもあります。多くの場合、**抗うつ薬による治療が効果的**です。また、物事の捉え方を否定的・悲観的でない方向に修正する認知行動療法を薬物療法と並行して行うと再発予防に役立つことがあります。

次に、双極性障害の躁状態では、気分が高揚し、気が大きくなって何でもできる気持ち（誇大気分）になり、よくしゃべり（多弁）、よく動き（多動）、睡眠を二〜三日とらなくても平気なことがあります。たいていの場合、本人に病識はなく〝自分は絶好調〟と思いこんでいます。次から次へアイデアがわき、思いついたらすぐ実行しようとする反面、すぐに別のことに手を出してしまいます。なかには、焦りやイライラが目立ち、決して機嫌よくみえないこともあります。ちなみに、**双極性障害のうつ状態では、うつ病のような早朝覚醒ではなく睡眠が長時間化する「過眠」になることがあります**。

以上のような躁状態とうつ状態を繰り返すのが双極性障害の特徴で、その周期は通常、月単位から年単位です。**治療には気分の波をとめる薬（気分安定薬）や抗精神病薬（統合失調症の治療薬）を使う点が、うつ病の治**

療と異なります。

双極性障害では、躁状態とうつ状態が入り混じった「混合状態」が現れることがあります。混合状態は治療が容易ではなく、躁状態とうつ状態が短時間のうちに入れ替わったり、知・情・意のうち一部は活発で一部は不活発というちぐはぐな状況になります。思考力は働かないのに、意欲だけが高まり、落ち着きがなく衝動的な状態となるのはその例です。

注意すべきは、双極性障害でも統合失調症のように幻覚や妄想が現れることがある点です。特に躁状態や混合状態ではこのことが当てはまります。

25 子供と大人の双極性障害（躁《そう》うつ病）

双極性障害（躁うつ病）の中で典型的な二つのタイプをまず解説します。一つは**強い躁《そう》状態と重いうつ状態を示す「双極Ⅰ型」**、ほかの一つは、**軽い躁状態（または混合状態）とうつ状態（軽いことが多い）を示す「双極Ⅱ型」**です。主な治療法は気分安定薬による薬物療法ですが、照明機器を用いて睡眠リズムを整える光療法が有効なことがあります。

双極性障害をⅠ型とⅡ型に分けたのは理由があります。Ⅰ型の場合、躁症状が激しいため周囲の人が異変に気づき、最初から双極性障害として治療を受けやすくなります。また、**幻覚・妄想が現れることがあり、統合失調症と間違われやすいのもⅠ型の特徴**です。

次に、**Ⅱ型ではうつ状態がはっきりしているのに比べ、躁状態は目立ちにくく、〝このごろよく笑うようになった〟〝最近少し活発になった〟程度に映りやすい**のが特徴です。そのため、**うつ病とよく間違われます**。その場合、気分安定薬ではなく抗うつ薬が処方されてしまい、抗うつ薬によって焦燥感が現れたり、躁状態や混合状態が引き起こされ、かえって病状が悪化することがあります。このように、Ⅰ型とⅡ型があることを頭にとどめ、うつ状態をみたら、うつ病だけでなく双極性障害の可能性を常に考えておく必要があります。

Ⅰ型・Ⅱ型とならんで大切なのは、子供と大人の症状の現れ方の違いです。これは双極性障害を見過ごさ

	成人発症	児童期発症
経過	周期性	途中まで進行性
周期	明瞭、月～年	不明瞭、日内～月
目立つ症状	気分の変化	行動上の問題
精神病症状	現れることがある	よく現れる
家族歴	稀でない	非常に多い
併存障害	稀でない	非常に多い

4-2 大人と子供の双極性障害の比較

ないようにするうえでいちばん大きな問題かもしれません。第一の違いとして、子供ではうつ状態が〝落ち込み〟の形をとらず、イライラが目立つことがあります。

子供の躁状態（特にⅠ型）はさらに分かりにくくなります。まず、落ち着きがなくなり、よく動き回るため注意欠如／多動性障害（項目33）と間違われることがあります。

大人の躁状態のような爽快感がなく、気持ちが大きくなる誇大気分も目立たないことがあります。そのかわり、大人への反発、暴言、社会規範を逸脱した問題行動が増え、何事につけても我慢や辛抱ができない状態になります。一度怒りだすと手がつけられなくなる「激情発作」が現れることもあります。また、双極Ⅰ型の子供では躁状態に劣らず混合状態が出現しやすくなります。それに対し、双極Ⅱ型では躁状態が軽く、激しい行動化が目立たないため、周囲にはただ〝張り切っている〟〝よくはしゃぐ〟くらいに映ることがあります。

大人と違い、子供は意識が十分堅固にはできあがっていません。そのため、双極Ⅰ型の躁状態や混合状態のような激しい症状に襲われると意識が揺らぎやすくなります。その結果、意識が一時的に変容し（解離症状、項目22）、気がつけばリストカットや多量服薬をしていたということが起きる場合があります。さらに、**躁状態や混合状態では幻聴や妄想がよく起きるため、（大人の場合以上に）統合失調症と間違われやすいのも子供の特徴**です。

以上のように、大人と子供では双極性障害の症状はかなり異なる印象を与えます。それに加えて、子供の場合、大人のように躁うつの周期が明瞭でないことがさらにこの障害に気づくのを難しくします。**子供は短期間で躁うつが入れ替わる「急速交代型」が多く**、時には一日の中でも変化します。このように、同じ双極性障害でも、子供と大人では別の疾患であるかのように観察する必要があります。

26 強迫性障害

強迫性障害は「強迫観念」と「強迫行為」が主症状です。強迫観念とは、日常生活を送る中で、〝触ろうとするドアのノブが汚れてないか（不潔恐怖）〟〝壁の絵は少し斜めに傾いている気がする〟〝車で角を曲がるたびに人に接触したのではないかと思う〟など、特定の事柄がどうしても気になる、あるいは頭に浮かんで無視できなくなる症状を指します。次に、強迫行為とは、必要以上に時間をかけて手を洗わないと気が済まない（洗浄強迫）、戸締まりを何度も確認してしまう（確認強迫）、数字をみると七で割り切れるか考えてしまうなど、どうしてもやってしまう、あるいは繰り返してしまう症状を言います。強迫行為には、強迫観念（例えば不潔恐怖）のせいで（洗浄強迫などを）行う場合と、強迫観念と無関係に繰り返す場合とがあります。

強迫観念、強迫行為とも、たいていの場合、患者自身にとって苦痛（自我違和的）です。つまり、自分の頭に浮かぶことや反復行為が無意味で馬鹿げていて、やり過ぎだと気づいており、何とか症状を軽くしたいと望んでいます（すなわち病識があります）。ただし、子供の場合、自我違和的でないことがあります。例えば、小学生が強迫性障害を発症し、〝家族の触ったものは汚い〟（不潔恐怖）と思い、同じ食卓で食事ができなくなり、一日に三時間以上も手洗い（洗浄強迫）をしていても、自分の症状を変だと思っていないことがあります。また、子供は生活が自立していないため、症状が家族（特に母親）を巻き込むことが多くなり

強迫観念の例	攻撃	相手を傷つけたり、侮辱するという考えや情景がどうしても頭に浮かんでしまう。
	汚染	汚れやばい菌などの汚染で病気になるのではないかとどうしても考えてしまう。
	対称性・正確さ	左右の対称や平行・垂直などが過度に気になる。
	その他	自分が適切な言葉を使っていないのではないかと過剰に心配する。
強迫行為の例	洗浄	手洗い、歯磨き、シャワーや入浴などを必要以上に行う。
	確認	戸締まり、消灯、作業ミスがないか、人に危害を与えていないかなどを過度に確認する。
	数かぞえ	数えられるもの（階段、教室の机など）に出遭うと数えてしまう。
	その他	動物をみると不吉なことが起こらないよう（迷信的な）儀式的行動をしてしまう。

4-3 さまざまな強迫症状

ます。母親に対して、〝石鹸《せっけん》で手を洗うのを五回やってから部屋に夕食を運んでほしい〟などと要求するのがその例です。

患者が大人であっても、職業が例えば司法書士や会計士の場合、仕事の性質上、文書や数字の厳重な確認が必要となります。そうすると、本当は確認強迫のため書類の確認に何時間も費やし、疲労困憊《ひろうこんぱい》していても、それが症状とは気づかないことがあります。したがって、〝強迫性障害という病気があること〟、そして〝治療によってかなりよくなること〟を知っておくことが大切です。

現在行われている**治療は薬物療法（抗うつ薬を使います）および認知行動療法が主流**であり、両者はよく併用されます。強迫性障害に対して用いられる認知行動療法の代表は暴露反応妨害法であり、あえて強迫症状を誘発する刺激に触れ、その後の反応（強迫症状）を徐々に少なく抑えられるよう計画的に実施する技法です。

強迫性障害は、以前は心理的原因によって発症する（つまり「心」の領域）と考えられていましたが、最近は「脳」の問題（内因性）が関与しているという見方が強まっています。ただし、思春期までの子供の場合、家族関係など家庭の状況や学校生活が症状に強い影響を与えていることが多いため、家庭環境や学校への適応状態（つまり心理社会的要因）を十分チェックすることが重要になります。

27 アルコール依存症

アルコール依存症の人は、お酒を適度に飲むことができず、毎日かなりの量を飲まずにはおられません。ところが、一応は毎日出勤し、仕事をこなせている人が少なくありません。同僚からみると、そういう人はたまに飲み過ぎて失態を演じても普段は普通に暮らしていると思われがちです。ところが実際ははるかに深刻です。典型的なアルコール依存症は中年以降の男性に多く、夕食時はあまり食べ物を食べずに飲み続け、休日には朝から飲もうとします。胃や肝臓を悪くして内科を受診しても、〝飲み過ぎ〟とだけ指摘されて終わることがあります。たとえ検査結果が正常になるまで一時的に酒をやめても、すぐにもとの飲酒パターンに戻ります。時に、反動で多量に飲酒することもあります（連続飲酒発作）。

アルコール依存症の疑いで精神科を受診しても、本人は〝飲み過ぎたのはたまたま～だったから〟などと理由をつけたり、〝晩はビールを中ビン一本くらい〟（実際は大ビン三本）など嘘の報告をし、自分が依存症であることを認めません（そのため「否認の病」と呼ばれます）。実際、いろいろ理由をつけては結局飲酒するのですが、それは意志の弱さのせいではなく、「依存症」という病気のなせる業です。多くの場合、飲み過ぎて記憶が飛んだり（ブラックアウト）、朝から酒の臭いをさせて出勤するなどのエピソードが見つかります。また、早朝覚醒になりやすいのも特徴です。

アルコール依存症は糖尿病の悪化や循環器疾患を招くなど体をボロボロにしやすく、平均寿命はかなり短縮すると言われています。また、突然死する人もあります。入院でアルコールを絶つと、手の震え、発熱、意識障害などの「アルコール離脱症状」もしばしば起きます。つまり、**アルコール依存症とは命に関わる重い病気**で、どうしてもアルコールに手を出してしまう難治性の精神疾患であり、「心」と「脳」の領域にまたがる原因によると考えられます。

家族に深刻なメンタルヘルスの被害をもたらすことも、この病気の大きな特徴です。例えば、父親がアルコール依存症の場合、飲酒に伴う人格変化（自己中心的となる）と問題行動（例えば家庭内暴力）によるストレスで妻はうつ状態になり、子供は不登校や拒食症になったり、対人関係に支障をきたすような性格形成を子供にもたらすことがあります。このように、**アルコール依存症は子供や配偶者の心因性疾患につながる「家族病理」（家族に精神症状をもたらすような病的家族関係や家族構成員の問題）の代表の一つ**と言って過言ではありません。

アルコール依存症の治療で強調されるのは、第一に、被害者であるはずのパートナー（例えば妻）が実は患者（夫）のアルコール依存状態を支えている（つまりアルコールの提供を通じて夫を抱え込む）という「共依存」構造を断ち切ること、第二に、アルコール依存によってお金、仕事、友人、時に家族などすべてを失うという〝底つき体験〟の必要性です。この原則が当てはまるかどうかはケースによりますが、自助グループなどへの参加を含め、専門機関での治療が不可欠です。最近は、〝節酒〟を補助するタイプの新薬が開発され、断酒以外の治療法が探られつつあります。

アルコール以外でも依存症は起きますが、「どうしても自力ではとめることができない」点を除き、依存

- 毎日晩酌し、ご飯やおかずを食べようとしない。
- 休みの日に朝から飲酒する。
- 入院中に外出して酒を飲む。
- 酔って一人で帰宅できなかったことがある。
- 飲酒時の記憶が思いだせなかった（ブラックアウト）ことがある。
- 飲酒量を実際よりかなり少なく報告する。
- 自分がアルコール依存症であると認めない。
- 酒の臭いだけで飲酒状態がフラッシュバックした（ドライドランク）ことがある。

4-4 アルコール依存症によくみられるエピソード

する対象（薬物、ギャンブル、窃盗、性的行動など）により症状のあり様は異なります。注意すべきは、**どの依存症もうつ状態などの二次障害を生みやすい**とともに、**ほかの精神疾患の二次障害として依存症になっていることも多い**点です。発達障害（自閉症スペクトラム障害〈項目31、32〉、注意欠如／多動性障害〈項目33〉）、双極性障害、パーソナリティ障害などがその例で、根底にある疾患を踏まえた治療法を選ぶ必要があります。

28 摂食障害：拒食症と過食症

摂食障害は女性に多い精神疾患で、発病年齢は思春期ごろが中心ですが、最近では小学生あるいは中高年でもよくみられます。

拒食症（神経性無食欲症）の特徴は、過度なダイエットにより**最低限の体重（標準体重の八五％が目安）を維持できないにもかかわらず、さらに体重制限が必要だと思いこみ、ダイエットを続ける**ことです。発病のきっかけは、知り合いの何気ない声掛け（〝最近ふっくらしたね〟など）、体重制限を要する芸事やスポーツ、家庭内環境による食思不振などさまざまです。しかし、一旦発病すると誰もが同じ状態に陥ります。**常に細かく体重を気にし、体重増加を恐れる**ようになりますが、その背景には、理想的体型に関する極端なイメージと、体型が自己評価を左右するという心理状態があります。当然、カロリーを強く気にしますが、理屈では説明できないこだわりがよくみられます。これは拒食症の発病当初からあるわけではなく、一部は慢性の低体重（飢餓）状態が生み出す症状である可能性があります。このように、原因は「心」「脳」「体」の領域にまたがるのではないかと考えられます。

過剰なダイエットを続けた結果、月経がとまり、脈拍数の減少やうぶ毛の増強などの身体的変化が現れます。しかし、**低体重という点を除けば元気にみえることが多く、家族以外の人は拒食症状に気づかないことがあります**。神経性無食欲症の中には、時折、反動のような〝大食い〟や食べ物の排出行為（意図的嘔吐《おうと》、下剤の使用、浣腸《かんちょう》など）がみられる人がいます。

神経性無食欲症について忘れてはならないのは、**生命の危機につながる疾患**だという点です。低栄養と脱水などによる臓器不全、脳の血流低下や萎縮、電解質異常（低カリウム血症）による不整脈など重篤なものが多く、精神疾患の中では一、二を争う死亡率です。そのため、体重が危険域まで低下した場合、入院して内科的な処置を優先する必要があります。また、自殺のリスクも念頭に置くべき問題の一つです。

過食症（神経性大食症）では衝動的な大食いを繰り返します。過食が続く時期の合間は体重を気にしてダイエットする人が少なくありません。過食の時期は、一度、食べ始めるととまらず、家中の料理を食べた後、未調理の食材にも手をつけ、さらにはコンビニでパン、スナック、和菓子などを買い込んで食べることもあります。**排出行動のある人は、大食いの後、飲み物を飲みこんでトイレで意図的に嘔吐（自己誘発嘔吐）したり、下剤や利尿剤を服用します。**習慣化すると、手を口に入れて嘔吐誘発を繰り返すため、手の甲に〝吐きダコ〟ができ、薬品の臭いのような体臭（胃液臭）が生じたり、歯の一部が溶けていることがあります。神経性無食欲症と違い、体重は正常の周囲を変動するのが特徴です。

神経性無食欲症、神経性大食症とも専門医のもとで治療すればかなり改善し、完治することが少なくありません。ただし、摂食障害の背景に、虐待（コラム4参照）、親のアルコール依存症（項目27）などの家族病理、パーソナリティ障害（項目19）、自閉症スペクトラム障害（項目31、32）などが存在する場合があります。そのような場合、家族病理への対応と並行して治療を進めたり、背景にある障害の特徴を踏まえて治療方針を立てることが肝要です。

29 パニック障害・社交不安障害

パニック障害は、**突然、体の異変・異常感とともに恐怖と心理的苦痛が生じてパニックに陥る「パニック発作」**が主症状で、子供から高齢者まで広くみられます。また、普段元気そうにみえる人でもパニック障害を抱えていることがあります。パニック障害は特にきっかけなく発症することがありますが、ストレス、過労、苦痛や不快な体験（例えば、停電でエレベーターに閉じ込められた、病院で長時間窮屈な状態で検査を受けた）などが契機となることも少なくありません。これらの契機は次項（項目30）で解説するＰＴＳＤと違い、生死に関わる災害や事故ではなく、多くは日常的な体験です。

パニック発作の時に出現する体の異変・異常感とは、動悸《どうき》（脈拍の増加）、過呼吸、窒息感・息苦しさ、めまい、手足のしびれなどの感覚です。これらによって恐怖感がめばえるため動悸がさらにひどくなり、過呼吸で本当に手足がしびれ始めて一層恐怖が増す、などの悪循環に陥ります。そして、〝このままでは死んでしまう〟〝頭が変になりそう〟というパニック状態に発展し、救急車を呼んだり、失神に至ることがあります。パニック発作は通常数分〜一時間以内程度で治まり、検査しても体に異常は見つかりません。

パニック発作が起きる状況は人によって違い、乗り物、人混み、暗闇、家に一人でいる時などさまざまです。パニック障害の人の一部は、**自分が苦手とする（つまりパニック発作を起こしそうな）状況に対して恐怖感を抱き、避けようとします**。これは「**広場恐怖**」と呼ばれる症状（ここでいう「広場」は特定の状況の意味）ですが、例えば〝列車に乗ること〟に対する広場恐怖があると、旅行に誘われても断らざるを得ないなど社会生活に支障を生じます。**パニック障害の中には広場恐怖だけが症状の人がいます**が、生活上の支障の点ではパニック発作のある人と変わりません。

パニック発作は薬でかなり予防でき、苦手とする状況に対して注意や意識をうまく切り替える認知行動療法などを併用することでパニック障害は治ります。ただし、パニック発作の背景にＰＴＳＤ（項目30）などの疾患がある場合、その治療が必要です。

次に、社交不安障害の特徴は、**会議や人前で話すなど他人から注目されるような場面を強く恐れ、自分が失態を演じることに極度の不安を感じる**ことです。実際、そのような場面になると必ず不安に襲われ、過度な緊張からパニック発作に至ることもあります。

社交不安障害の人は自分の感じる不安や恐怖が行き過ぎたものであることを自覚していますが、うまく制御できず、苦手とする状況を避けざるを得ないため、社会生活に支障をきたします。社交不安障害の治療では、リラクセーションを高めることが大きなポイントとなります。ちなみに、パニック障害や社交不安障害と違い、仕事、学業、各種行事など多領域の活動について行き過ぎた心配が生じ、心身の変調をきたす場合、「全般性不安障害」という診断となります。パニック障害、社交不安障害とともに、「心」の問題が原因の大きな割合を占めると考えられますが、不安の内容が理解しがたい場合や妄想のような思いこみがある場合は、ＰＴＳＤ（項目30）、自閉症スペクトラム障害（項目31、32）、統合失調症（項目23）などが背景にないか注意深く調べる必要があります。

30 心的外傷後ストレス障害（PTSD）

人は誰でも自分の体験を記憶しますが、日常的なストレスを超えた強い心理的ショック（トラウマ）を与える出来事に遭遇すると「トラウマ性記憶」という特殊な記憶が生まれます。トラウマ性記憶にはその時体験した恐怖や身体的変化（交感神経の過緊張状態）が一体となって保存され、本人の意志とは無関係に活動して健康な心身の働きを妨害します。心的外傷後ストレス障害（posttraumatic stress disorder:PTSD）は、生命を危険にさらすような災害・事件・事故などに遭遇や直面し、その直接的余韻（急性ストレス反応）の時期を過ぎたころから出現し始めますが、その根源にあるのがトラウマ性記憶です。

ＰＴＳＤは次の四種類の症状が特徴です。第一の「再体験（侵入）症状」とは、当時のショッキングな体験や恐怖感が鮮明によみがえったり（「フラッシュバック」）、夢の中で再体験される症状で、多くの人は恐怖や苦痛で混乱するか、悪夢にうなされます。第二の「過覚醒（高覚醒）症状」は、トラウマ体験の衝撃で交感神経機能が高まり、常に心身が警戒モードとなる症状です。例えば、小さな物音でビクッとするような過敏状態、イライラ、睡眠障害などが起きます。第三の「回避症状」はトラウマを連想させる刺激を恐れて避けようとする行動であり、一種の防衛反応と考えられます。火事でＰＴＳＤになった人が、テレビで火事のニュースが現れるとあわててテレビを消すような行動がその例です。第四の「認知・感情の変容」は、周囲に対する現実感の低下、外界全般への恐怖感、自己否定的感情や誤った罪責観念（〝事件に巻き込まれたのは自分が悪いから〟〝事故で家族が死んだのは自分のせいだ〟）などを指します。第四の症状には解離症状（項目22）が多く含まれ、白昼夢状態もよく生じます。

以上四種類の症状は、トラウマとなった出来事の種類（地震、洪水、火事、性被害、交通事故など）や内容（生命の危機、大切な近親者の喪失など）に応じて現れ方が変わります。もし、近親者の死に対する悲しみ方が通常の悲嘆を超えている時はPTSD、もしくはそれに近い状態を疑う必要があります。その場合、失った人への健常な喪のプロセス（悲嘆反応）が阻害されるためPTSDの治療が必要となります。

一般にPTSDの患者さんは、緊張感が高く、再体験症状が中心の人（「再体験／過覚醒型」）と、過覚醒症状が目立たず、現実感の低下や白昼夢状態のような解離症状が中心の人（「解離型」）に大きく分けることができます。再体験／過覚醒型の人はフラッシュバックや過敏さなどでPTSDだと分かるのに対し、解離型の人は派手な症状が少なく、周囲からみるとおとなしくみえるためPTSDと気づかれないことがあります。しかし実際は、解離型の方が病状としては根深く、PTSDが長期化し、解離性同一性障害（多重人格）などを続発しやすいことが分かってきました。

以上のような症状に加え、PTSDにパニック障害（項目29）を併発し、トラウマを思いださせる状況でパニック発作を起こす人も少なくありません。そのほか、年齢が若い人の場合、状況が一旦落ち着きかけたころに「（心理的）退行」と呼ばれる〝子供（幼児）返り〟を示すことがあります。また、災害と同じ日付の日に再体験症状などの症状が一過性に再燃する「記念日効果」もよく起きます。

子供の場合は以下の点に注意が必要です。まず、ショッキングな出来事に遭ったことを親や教師に伝えていないことがあります。次に、再体験（侵入）症状が大人のような形をとらず、自分が体験したことを所作で表現（再現）することがあるため、一見、不思議な遊びのようにみえるかもしれません。そのほか、無口になる、急に甘える、一人になるのを怖がるなど、症状が行動面に現れやすいのが子供の特徴です。最後に、ＰＴＳＤの治療とケアにとって最も大切な土台は〝今はもう安全だ〟という感覚であり、日常性の回復を実感できる環境づくりが何より重要です。

コラム4

虐待・トラウマとその影響

虐待の相談件数は我が国で急増しています。平成二年の一〇〇〇件余りと比べ、平成二四年には六万五〇〇〇件を上回り、虐待で命を落とす子供は一週間に一人と言われています。虐待は「身体的虐待」「性的虐待」「ネグレクト」「心理的虐待」に分けられ、ネグレクトは長時間の放置、不十分な食餌や親としての監護を著しく怠るものを指します。虐待の被害に遭いやすい年齢は乳幼児期から児童期が中心ですが、専門機関で治療を受ける機会をもてない子供は多数にのぼります。その結果、大人になるまで症状を抱えることが多いのが実情です。大人の時に現れやすい症状として、解離症状（項目22）、依存症（項目27）、うつ症状（項目24）、摂食障害（項目28）、パーソナリティ障害（項目19）を思わせる性格形成などがあります。これらの二次障害の背景に虐待の生育史があることを見落とすと治療がうまくいきません。PTSD（項目30）も子供の時に遭遇した非常災害の影響を大人まで持ち越しやすく、PTSDの典型的症状のほか、虐待の場合と同じような精神症状が現れることがあります。PTSDの原因は主に非常災害などによる（単回性）トラウマですが、虐待のように被害が日常的に反復され、愛着形成に歪《ゆが》みをもたらすようなトラウマを「複雑性トラウマ」と呼びます。一般に複雑性トラウマの方が解離症状のようなより重い症状を生みやすく、人格や行動への影響も大きいため、治療は専門家が時間をかけて行う必要があります。

事前チェック問題　解答

Q1 NO 統合失調症を最も発病しやすいのは二〇歳代前後です。

Q2 NO 双極性障害（躁《そう》うつ病）の場合、抗うつ薬ではなく気分安定薬が第一選択の治療薬です。

Q3 YES

Q4 NO 不潔への極端なこだわりがある場合、強迫性障害を疑う必要があります。

Q5 NO 現在行われているアルコール依存症の治療は、節酒ではなく断酒が基本です。

Q6 YES

Q7 NO 過食症では意図的嘔吐《おうと》や下剤の使用がよくみられ、多くの場合、体重は正常付近です。

Q8 YES

第5章

子供のころから現れやすい問題

四つの発達障害とてんかんを理解する

第5章で取りあげるのは、第3章と第4章で説明した症状や疾患とは性質の異なるメンタルヘルスの問題で、「自閉症スペクトラム障害」「注意欠如／多動性障害（AD／HD）」「学習障害」「境界知能」という四つの発達障害、そして神経疾患である「てんかん」です。第1章（項目4、5）で触れたように、発達障害は内因性・外因性・心因性のいずれでもなく、〝症状〟というより幼少期からみられる特徴という姿をとります。そのため、周囲から性格や個性と思われ、実際、長所となることも稀《まれ》ではないのですが、多くの場合、社会生活において困難に直面します。また、第3、4章で述べた症状や疾患をよく併発し、問題が複雑化することがあります。発達障害をもつ人は非常に多く、おそらくあなたの身の回りに必ずいます。第5章の知識をくわえることでメンタルヘルスの理解は一気に広がるでしょう。

事前チェック問題

最初に「事前チェック問題」をやってみましょう。答えの見当がつかない場合も、必ず、ＹＥＳかＮＯに丸をつけてください。本章を読み終わった後に章末の解答と照合することで、より知識が定着するはずです。

Q1 自閉症スペクトラム障害は、人との相互的な関わりの困難を最大の特徴とする心因性疾患である　YES／NO？

Q2 同じ自閉症スペクトラム障害でも周辺群になると症状があまり目立たず、社会生活上の困難も軽度である　YES／NO？

Q3 AD／HDの子供は自閉症スペクトラム障害と同様、子供どうしの交流がうまくいかないのが特徴である　YES／NO？

Q4 AD／HDは大人になるころには改善するため、社会人で問題になることはほとんどない　YES／NO？

Q5 学習障害（LD）とは成績が教科間で大きなばらつきがある場合をいう　YES／NO？

Q6 学習障害（LD）では学習上の問題を生じるだけでなく、メンタルヘルスの問題が二次障害としてもたらされることがある　YES／NO？

Q7 知的障害がごく軽度の場合、不登校の原因とはならない　YES／NO？

Q8 てんかん発作の中には、突然恐ろしい気分に襲われたり、幻覚などの精神症状が現れるものがある　YES／NO？

31 自閉症スペクトラム障害（1）：総合解説

二〇世紀後半、精神疾患の中に「発達障害」というジャンルが登場しました。発達障害は、第1、3、4章で解説した精神疾患のように、ある年齢で突然発病し、症状が姿を現す病気とは異なります。**病気というより、むしろ生まれつきの脳機能の特性に近く、幼い時から〝性格・能力面の特徴〟という姿で〝症状〟が現れ続けています。**したがって、本書の**第3章で取りあげた六グループとは次元の異なる症状**であると考えてください。その代表が自閉症スペクトラム障害（autism spectrum disorder: ASD　別名：広汎性発達障害）です。

自閉症スペクトラム障害は有名な自閉症やアスペルガー症候群などを含む〝グループ名〟で、〝スペクトラム〟とはある共通する特徴をさまざまな程度で有する集合体を意味しています。このグループには次の二つの大きな共通点（基本特性）があります。

第一は、**周囲の人との自然な相互交流（「対人相互的反応」）が生まれつき苦手で、自分だけの閉じた精神的世界を築く傾向があるため、相互理解が困難になりやすい**点です。この対人相互的反応は、社会性の基盤をなす機能と考えられ、現在、脳科学が盛んに研究していますが、具体的には次のような形で障害が現れます。例えば、乳児の場合、あまり親の方をみず、幼児期には好きなグッズを人に差し出してみせたり、相手の視線を追うことをせず、人見知りは非常に強いか、乏しいかに分かれます。また、共感することが苦手で、周囲と合わせることの苦手さが目立ちやすくなる一方、知識が豊富で言葉づかいが大人びていることがあります。

第二は、**物事が一定不変であることへの強いこだわり**です。いつも同じ状態であることへの欲求は、おもちゃの並べ方、スケジュール、座る位置、注文する料理、やり方や手順、言葉の使用法、説明の仕方などすべてに及び、これらに変更が生じると混乱します。決まったことを際限なく繰り返すのも、同じ刺激を好むことと関連します。例えば、同じ質問を何度も繰り返す、噴水をいつまでもみている、エレベーターのボタンを何度も押す、気に入ったビデオのシーンを日に何十回もみるなどの行動です。

これらの基本特性のほか、次のような特徴（随伴特性）がよくみられます。例えば、予期せぬ変更や苦手な局面に直面すると**パニックに陥りやすい**こと、**不器用さや運動発達の遅れ**、**感覚の特殊さ（音や臭いへの過敏さ、寒暖・痛みに関する平気さなど）**、能力間の得意・不得意の大きなばらつき、自律神経の失調傾向（湿度・気圧の影響、便秘・下痢など）など多彩な特徴があります。

特徴の目立ち方もさまざまです。自閉症スペクトラム障害の中で最も著しい特徴をもつ「自閉症」の場合、他人とのやりとりは乏しいか一方的で、基本的に自己完結的な心的世界にもとづく行動が目立ちます。言葉や知能の発達が遅れることが多いのも自閉症の特徴で、三〜四割程度の人は言語でのコミュニケーションができません。一方、次の項目32で説明するように、自閉症スペクトラム障害の中には一見すると障害がないようにみえる人がいます。

治療もケースに応じて異なり、作業療法や遊戯療法などの発達支援技法、言語療法、障害特性に配慮し

必ずみられる特徴

1	周囲の人々との自然な相互的やりとりの乏しさ
2	物事が一定不変であることへのこだわりや同じ行動の反復

よくみられる特徴

1	感覚的刺激（視覚、聴覚など）に対する過敏、鈍麻、没頭
2	パニック的な動揺や混乱（程度はさまざま）
3	手先・身のこなし・運動の不器用さ
4	認知能力（記憶、計算など）の極端なアンバランス
5	自律神経機能の不安定（便秘・下痢、頻尿、発汗、体温調節障害など）

5-1 自閉症スペクトラム障害の特徴

た教育・生活指導（特別支援教育）、ソーシャル・スキル・トレーニング、心理教育ほか各種の支援プログラムを使い分けながら、必要に応じて薬物療法を併用します（注釈参照）。

自閉症スペクトラム障害の人は、あとで述べる**注意欠如／多動性障害（項目33）、学習障害（項目34）、てんかん（項目36）など第二、第三の障害を併せもつことが少なくありません。**

注釈

作業療法：作品づくりや生活上の諸活動を用いて心身の機能や社会適応の改善をはかるリハビリテーションの一種。子供の場合は遊具を用いた運動の形体をとることもある

遊戯療法：主に子供を対象に、お絵かき、ブロック、その他の遊戯的手法を用いて行う心理療法。遊戯療法の中には子供の身体機能の発達に焦点を当てるものもある

言語療法：主に言語聴覚士が行う言語機能のリハビリテーション、あるいは言語発達や会話能力の促進をはかるトレーニング

32 自閉症スペクトラム障害（２）：アスペルガー症候群と周辺群ＡＳＤ

自閉症スペクトラム障害（ＡＳＤ）の中で、**自閉症ほど〝自閉〟が強くない「アスペルガー症候群」の場合、人との交わりの中でズレや誤解に悩む人が増えます。**ＡＳＤの中でアスペルガー症候群よりもさらに〝自閉〟が軽くみえる人（ここでは〝周辺群ＡＳＤ〟と呼んでおきます）になると、一見、障害があるようにはみえませんが、年齢相応の人間関係が築けず、大きなストレスを抱える点はアスペルガー症候群の人となんら変わりません。むしろ、ＡＳＤという障害の核心を捉える鍵は、周辺群ＡＳＤが抱える問題を理解することにあるとも言えます。そこで次の二つの事例を比較してみましょう。

【Ａ君】乳児期から音に過敏だった。幼児期はほかの子供がいると嫌がり、母親の傍で一人遊びをした。二歳でひとりでにアルファベットを覚え、漢字を書き始めた。他人の言い間違いや細かいミスを指摘し、よく喧嘩《けんか》になった。小学校では〝博士〟のあだ名がつき、勉強はよくできたが、ゲームやスポーツでトラブルになり、クラスメートに手を出すことがあった。中学では孤立し、からかわれるとしばしばパニックを起こした。運動会などの行事の時は登校を嫌がり、アトピーが悪化した。高校に入ると、他生徒を怖がるようになったが、成績は優秀で、現役で志望する大学（法学部）に合格した。

【Ｂ君】乳児期からよく眠る子供だった。幼児のころは誘われると仲間に加わったが、実際はその中で一人で遊んでいた。小学校では登校を嫌がらず、宿題は自分からきちんとやり、子供どうしのトラブルはなかった。中学に入ると、普段は無口だが授業であてられるといつも正解を答えるため、周囲から一目置かれていた。高校進学後もマイペースで、自分からクラスメートと関わることはなかったが、〝秀才くんキャラ〟として女子生徒からマスコットのように受け入れられていた。国語は苦手だったが、理科系が好きで、特に物理は模擬テストで全国トップクラスであった。推薦入学で大学（工学部）に進学した。

Ａ君、Ｂ君とも家庭環境と知的発達の点では恵まれており、自閉症と比べて障害の程度が軽度にみえる点も共通しています。一方、二人にはみかけ上、かなりの違いがあります。Ａ君は、感覚過敏、子供どうしの交流の苦手さ、知的早熟、正確さへのこだわり、パニックなど典型的なアスペルガー症候群の特徴が目立ちます。そしてトラブルが多く、苦難の学校生活が続き、心身症（アトピー性皮膚炎）や二次障害（対人恐怖）にも苦しんでいます。そのため、Ａ君の障害が見過ごされることはありません。次に、Ｂ君は学校生活で遅刻・欠席やトラブルがなく、一見問題なく成長しているようにみえます。ところが、Ａ君だけでなくＢ君も大学生活でダウンし、精神科を受診することになります。そこでようやくＢ君に下された診断はＡＳＤの一つである〝特定不能の広汎性発達障害〟（周辺群ＡＳＤに相当）と〝うつ病〟でした。

Ｂ君の学校生活における基本姿勢を振り返ると、周囲に合わせることも拒否することもなく、ひたすら自己流のペースを堅持しています。また、仲間に関心を示さず、Ａ君のように摩擦を起こしてでも人とやりとりすることはなく、大学に入るまで人間関係において徹底した〝省エネ〟の態度を貫いている点で、自閉の程度はA君よりも重いとも言えます。しかし、社会生活を送るうえで他人とのやりとりは誰も避けて通れません。例えば、大学ではゼミで教官や同級生とやりとりし、就職活動では人とコミュニケーションをとる必要に迫られます。そこにきてB君もついに壁に突き当たりました。このように、**トラブルの有無だけでなく社会性（対人相互的反応）の発達という点から障害を捉えることが重要です。**

また、二人のように**ASDの人はストレス反応がうつ症状や身体症状の形で現れやすく、**B君のように**ダウンするまでストレスを自覚できないこともあります。**実際は、**ASDの人はストレスの影響を受けやすく、うつ症状や不安のような内在化症状（精神症状）、あるいは精神的混乱による外在化症状（種々の問題行動）が現れることがあります。**これらのストレスのサインを見落とさないよう注意しましょう。

33 注意欠如／多動性障害（AD／HD）

時間に対する幼児の意識は大人とはずいぶん異なります。例えば、一時間先は大人にとって〝すぐ〟かもしれませんが、幼児にとっては〝はるか先〟です。何かやりたい時や欲しい時、大人にとって〝ちょっと待つ〟ことは簡単ですが、子供は〝今すぐ〟でないといけません。また、子供は一旦約束しても少し時間がたてば無効になります。このように、子供はその瞬間瞬間を生きていると言えます。子供のこのような精神的特徴が強く現れた発達障害が注意欠如／多動性障害（AD／HD）であり、その症状は「不注意」「衝動性」「多動」に大別できます。

「不注意」症状は**注意の及ぶ範囲（対象）と持続時間が狭い**ことと関連します。〝あることに注意を向けると、それ以外は視野に入らなくなる〟〝同じ作業に長く取り組めず、すぐに気が散る〟などがその例です。話しかけられても上の空になりやすく、相手の言うことや書いてあることが頭に入らないため、指示が守れず、ケアレスミスにもつながります。また、よく物を失くし、毎日やることのし忘れ（鍵のかけ忘れなど）や物忘れが目立ちます。単発的な作業はこなせますが、見通しや段取りを要する作業や腰を据えて取り組むような課題は苦手で、後回しにしがちです。

次に、「衝動性」とは一般に言う**〝冷静さを失って感情に走る〟のとは異なり、相手が言い終わる前にしゃべり出したり、会話に割り込んだり、順番が待てないなどの行動化**を指します。AD／HDの人は何かをやろうとしている時、幼児のように一瞬の間合いが長く感じ、待ちきれなくなって〝フライング（飛び出し）〟しやすいと考えられます。

そして、「多動」は衝動性と関連が強く、**じっとしているのが苦手で常にもぞもぞし、時には席を立ってしまったり、何かに静かに取り組んで過ごすことができない**状態を指します。また、**よくしゃべり（多弁）、焦っているかのように動き回り、高いところや不安定な場所に登りたがる傾向があります**。じっとせず、常に新たな刺激を求める傾向はもともと幼児の特徴ですが、それが衝動性により行動化したのが多動症状とも考えられます。ただし、ＡＤ／ＨＤの中には、体を動かしたり周囲がざわついている方が快適に感じ、集中しやすい人がいます。これは、ＡＤ／ＨＤの人にとって常に時間が滞りなく刺激的に流れることが「快」であることの表れかもしれません。また、ＡＤ／ＨＤの人は一旦何かに集中し始めると我を忘れるくらい没頭することがあり、〝過集中（over-focusing）〟などと呼ばれています。

ＡＤ／ＨＤの中には、多動・衝動性が目立つ人（男性に多い）、不注意が中心の人（女性に多い）、両方ある人（男性に多い）がいます。ただし、**年齢とともに多動・衝動性が軽くなり、不注意が中心症状へと変化することがあります**。いずれも一般に三歳ごろには症状が目立ち始め、小学校の中ごろピークに達し、その後は小学校高学年で少し落ち着き、二〇歳前にさらに落ち着くというパターンをよくみかけます。しかし、**みかけの多動や衝動性が改善しても、根底にあるＡＤ／ＨＤの気質は大人まで持続**することが多く、身体面の多動が影をひそめても、例えば仕事を進める際に因襲や慣例を無視するなど〝性格面〟に現れ続けることがあります。大人を診察する際、この点に注意して聞き取りや観察を行う必要があります。

大人の場合、ソーシャル・スキルがある程度身についているため、激しい多動や極端な不注意のように社会生活を破綻させるレベルの症状は少なく、〝あわて者〟〝安請け合い〟〝新しいもの好き〟〝期限を守らない〟〝懲りない人〟など「性格」として受け取られがちです。また大人のＡＤ／ＨＤは、交通違反・事故・反社会的（衝動的）行動の多さや離婚率の高さとの関連が海外の研究で報告されています。その一方、〝決断の速い人〟〝集中するとすごい〟〝進歩的な上司〟〝職場の改革者〟などＡＤ／ＨＤの特性がプラスの面として発揮されることもあります。治療については、併存障害がなく生活環境も劣悪でない場合であれば、薬物療法（ＡＤ／ＨＤ治療薬）だけでかなりの症状が改善することが少なくありません。

34

学習障害（LD）

学習上の得意・不得意は誰にでもありますが、学習障害（learning disorder:LD、別名「学力の特異的発達障害」）はある特定の能力だけが著しく不得意な状態を言います。具体的には、**学力の基礎となる技能（読み・書き・計算など）のどれかが、その人の全般的学力とは不釣り合いに遅れている状態**を指します。その際、習得の遅れは、**努力不足や興味のなさから来るのではなく、〝生まれつきの不得意さ〟**による場合に限られます。LDは発達障害の一つで、高次脳機能の障害が原因と推測されています。

代表的なLDである「**読字障害**」は、知能が高いにもかかわらず単語（アルファベットの綴《つづ》り）が読めない若者の症例報告（英国）が出発点となった障害で、**文の音読や読解が知能と不釣り合いに遅れている状態**を指します。読みの遅さや誤り、たどり読みや特殊な表記（〝しゅっぱつ〟など）の発音がうまくできないことなどが特徴です。また、音読はできても文の意味が理解できないタイプの読字障害もあります。子供が読字障害の場合、血縁者（特に両親）も同じ障害のことが少なくありません。「発達性ディスレクシア（発達性読み書き障害）」と呼ばれてきたものは読字障害の一種であり、音読とともに書字にも障害がある場合を指します。

「書字表出障害」もLDの中では頻度の高いものの一つですが、文字の形体の誤り、文字の配列、使用する漢字や送り仮名の誤りをはじめ、さまざまなレベルでの書字の失敗が含まれます。その中には、漢字の習得に大きな困難をもつ場合が少なくありません。

次に、「算数障害」は数字や加減乗除などに関する習得の遅れを指します。習得困難の背景は、数の概念が成立していないこと、数の概念はあっても数字を正しく表記できないこと、計算手続きが分からないこと、単位による混乱など子供によりさまざまです。実際には、計算の領域にとどまらず、時計（短針と長針による表示）や図形の認知などに関する学習障害も存在しています。

以上のように、ＬＤの症状は〝精神症状〟というより、主として学習領域の問題です。しかし、それは学校生活に大きな位置を占める学習という問題を通じて、自己評価を低下させ、生徒どうしや教師との人間関係に影響を及ぼします。その結果、劣等感からクラスメートを避けるようになり、不登校に発展したり、対人恐怖やうつ症状のような二次障害を生むことがあります。つまりＬＤは子供にメンタルヘルスの問題を引き起こす大きな原因の一つです。それを予防するには、心のケアとともに、ＬＤによるハンディキャップを軽減する取り組みが不可欠です。ＬＤに対する経験をもつ言語聴覚士や作業療法士などの専門職と連携して担任や通級施設の担当者が取り組むのがよいでしょう。文字や数字の表示を工夫した教材や反復学習などにより、徐々に読字や書字が正確になり、計算の習得が進む子供は少なくありません。

ＬＤの子供には併存障害がよくみられます。自閉症スペクトラム障害（項目31、32）、ＡＤ／ＨＤ（項目33）、双極性障害（項目25）はその代表です。ただし、自閉症スペクトラム障害では、手指の不器用さにより文字や数字（の列）がうまく書けない場合（マス目を大きくするだけで改善することがあります）、独自のこだわりにより計算法に従わない場合、興味の強い偏りにより特定の学習領域だけがまったく頭に入っていない場合などがあり、ＬＤの併存とよく間違われるため注意が必要です。最後に、ＬＤがてんかん（項目36）から生じている場合があり、その疑いがある場合は脳波検査が欠かせません。

35 境界知能

「知的障害」は一般の人にも馴染《なじ》みのある発達障害であり、ほかの発達障害と同様、その兆候は子供のころから現れます。これまでどちらかと言えば医療よりも福祉の対象であり、知的障害のある子供の教育は主に特別支援学校（もと養護学校）が担ってきたことは周知の通りです。

知的障害の目安の一つは「知能指数」（いわゆるＩＱ）であり、五歳以降の人はウェクスラー知能検査（注釈参照）などを用いて測定します（四歳以前は幼児用の発達検査を利用します）。ＩＱは学習能力（いわゆる学力）と強く関連しており、一〇〇が平均値で、七〇を下回ると知的障害である可能性が高まります。ＬＤ（項目34）と違い、知的障害の場合は科目によらず全般的に低学力となります。

ＩＱとともに知的障害の重要な目安となるのは自立・適応能力です。身の回りのこと（身辺自立）、買い物、交通機関の利用、必要なコミュニケーションなどが年齢相応にできるかどうかが判断のポイントです。これら二つの目安をもとに、軽度、中等度、重度、最重度に分けて診断します。いじめ、性被害、虐待などのリスクをはじめ、**知的障害はメンタルヘルスの慎重なケアを必要とする障害の一つ**です。

この項目のテーマである「境界知能」は正式な診断名ではなく、軽度の知的障害をやや上回る知能（ＩＱが七〇台くらい）を指しています（表５－２）。**境界知能を取りあげた大きな理由は知的障害の影響が見過ごされやすいからです**。それがもとで学校生活への不適応や二次障害を招き、精神医療の助けが必要になるケースも少なくありません。代表的な例をみていきましょう。

【Aさん】幼児のころは快活でほかの子供や大人によく話しかけた。小学校の成績は〝中の下〟程度。中学に進学してから無口となり、授業中よそ見や落書きが目立った。一度、計算の遅さをクラスメートから指摘された時、怒って相手をたたき教師から注意を受けた。部活動には入らず、休日に遊ぶ友達はいなかった。中二の夏休み明けから登校を嫌がり、遅刻や欠席、保健室登校がみられるようになった。担任に勧められてスクールカウンセラーの面接を開始したところ、月二回のカウンセリングには休まず登校した。しかし、普段はまったく登校せず、家で漫画を描いて過ごすようになった。

Aさんは不登校のまま中学三年生になり、進路相談を兼ねて教育委員会の相談機関を訪れました。一般的な心理テストでは特に病的なところはなく、うつ病などの精神疾患、自閉症スペクトラム障害や注意欠如／多動性障害の兆候もありませんでした。一方、ウェクスラー知能検査の結果は全体のＩＱが七六（言語性ＩＱは七五、動作性ＩＱは八三）でした。さらに相談機関で学習面の評価を行ったところ、文章は「てにをは」をはじめ、正しい文法が身についておらず、算数は小学校高学年程度までしか理解できていないことが分かりました。

相談機関に紹介した時点で、担任は「不登校で学習の遅れはあるが、性格的には問題なく授業参加は可能」と捉えており、スクールカウンセラーは「やや過保護な家庭。友達がいないためクラスに溶け込めず、

知能段階	ウェクスラー式IQ	この段階の割合
非常に優れている	130以上	2.2％
優れている	120-129	6.7％
平均の上	110-119	16.1％
平均	90-109	50％
平均の下	81-89	16.1％
境界線	70-80	6.7％
知的障害	69以下	2.2％

5-2 ウェクスラー知能検査による知能段階と知能指数（IQ）

自信を失っている。心の支えが必要」という見解でした。そこで相談機関から小学校の元担任にも問い合わせ、学習および生活状況を確認したところ、学校生活に適応できない根底にあるのは、普通学校の授業ペースについていけないことだと分かりました。そこで、中学卒業後は特別支援学校の高等部に進学したところ、授業、部活、校外就労体験などに生き生きと参加し、障害のある生徒の世話を進んでするようになりました。また、リーダー的役割を任されることで自信がつき、不登校傾向はまったくみられなくなりました。

この事例は**心理状態だけでなく知的発達をきちんと評価しておくことが子供の成長と精神保健に欠かせない**ことを示しています。

注釈　ウェクスラー知能検査

記憶、ことばの知識、計算、図の構成、視覚運動性処理などを調べるいくつかの課題からなり、その成績と年齢をもとにしたスコアから知能指数（ＩＱ）が算出される。ＩＱ＝一〇〇は、その年齢における知能の中央値であり、教育分野ではＩＱ＝五五－七〇を軽度知的障害、ＩＱ＝三五－五〇を中等度知的障害、ＩＱ＝二〇－三五を重度知的障害と分類する。ただし、これらの障害の程度は、医療や福祉が用いる診断とは必ずしも同一でない点に注意を要する。ＩＱの値とともに、課題ごとの成績のばらつきも被験者の特徴を知るうえで重要な情報となる。これまで「全検査ＩＱ」とともに「言語性ＩＱ」「動作性ＩＱ」が算出できたが、最近の改訂版ではそれらに代わり、四領域（言語理解、知覚的推理、ワーキングメモリ、処理速度）の認知機能を取りあげ、それぞれにつき指標となる数値が算出される。

36 てんかん

てんかんと聞くと一般の人は〝気を失う〟〝ひきつけを起こす〟ことを連想するかもしれません。実際には驚くほどさまざまな症状があります。まず、「てんかん発作」とは、脳の一部（神経細胞の集団）が突発的に異常な電気活動（発作放電）を起こすことによる症状です。そして、「てんかん」とは、てんかん発作を慢性的に繰り返す場合につけられる病名です。**てんかんは精神疾患というより神経疾患**ですが、自閉症スペクトラム障害（項目31）や知的障害（項目35）などの精神疾患と併存することが少なくありません。さらに、**てんかん発作が精神症状を生むことや、精神症状と紛らわしい症状を示すことがあります**。そのため、てんかんに関する基礎知識はメンタルヘルスにとって不可欠です。ここでは、てんかんの症状のうち精神症状と関連する部分を解説します。

てんかん発作は、意識がなくなる（意識減損と言います）発作（複雑発作）と意識が保たれる発作（単純発作）の二つにまず大きく区別されます。複雑発作の症状として、〝一瞬意識が途絶える（欠神発作）〟〝全身のけいれんと同時に意識を失い、徐々に回復する（いわゆる大発作）〟〝一点を凝視したまま意識が途絶え、口をもぐもぐ動かしたりする（口部自動症）〟〝意識がないまま意味不明の動作や行動をする（いわゆる精神運動発作）〟などが代表的です。大発作を除き、周囲の人には不思議な様子に映る症状でしょう。

単純発作の症状にもさまざまなものがあります。「感覚発作」（幻視や幻聴など）や「自律神経発作」（おなかが鳴る、皮膚の紅潮、嘔気《おうき》など）がその例です。それ以外に「**精神発作**」があり、その中には情動発作（怒り・恐怖・多幸感などに突然襲われる）、気分の高揚、昔みたことがあるという懐かしさが生じるデジャ・ビュ（既視感）、みている物が急に巨大化してみえる巨視症、時間を早回ししたように外界が知覚される症状など実に多彩な症状が含まれます。さらに、主症状が記憶障害である〝健忘発作〟というものがあり、その時経験していることを次々と忘れていきます。このように**精神疾患ではうまく説明できない〝不思議な症状〟がある場合、てんかんを疑ってみることが大切**です。

複雑発作、単純発作とも〝ひきつけ〟や脱力のような筋肉の症状を伴うことがよくあります。通常〝痙《けい》攣《れん》〟と呼ばれる症状のほか、突然起きる全身の脱力、声出し、一方向をみる・顔が片方に向く、自転車をこぐような動きなど多数のものがあります。このように身体（筋肉）の動きがあれば、てんかんの可能性に気づかれやすくなります。発作が続けざまに起きている状態は「発作重積状態」と呼び、生命の危険に及ぶことがあるため救急対応が必要ですが、発作症状として痙攣がなく意識の曇りだけが続く場合（非けいれん性発作重積状態）があるため注意しましょう。

ここまでは〝発作中〟に起きる症状をみてきました。一方、てんかんの種類によっては、長い年月にわたり発作を繰り返すうちに、統合失調症に似た幻覚・妄想が慢性的に現れることや、性格変化（感情が爆発しやすく、こだわりが強くなるなど）が起きることがあります。このように、発作がない時（発作間欠期）でも精神症状が出現するようになる場合がある点に注意しましょう。

一般にてんかん発作は、不眠、疲労、特定の薬剤の服用などで起きやすくなり、てんかんの種類によっては光の点滅などの刺激で誘発されることがあります。診察は必ず（小児神経科、精神神経科、神経内科のうちの）てんかん専門医を受診してください。てんかんの診断にとって重要となるのは、発作の起きた状況と経過に関する聞き取りです。そのため、まず症状を詳しく観察・記録することが大切です。それらの情報と、脳波や脳画像（ＭＲＩなど）の検査や好発年齢などをもとに診断が行われます。主な治療法は薬物療法ですが、薬が効きにくい人の一部は脳外科的治療（手術）が有効なことがあります。

コラム5

日本は後進国？

児童精神保健に限れば答えはイエスです。そのことを端的に示しているのが児童精神科医（child psychiatrist）の人数です。厚生労働省の試算によれば、児童精神科医の数は日本（人口一億二〇〇〇万余り）で六〇名程度とのことです。アメリカ合衆国（人口三億余り）の約三〇〇〇名、フィンランド（人口約五〇〇万）の約五〇名と比べると、人口あたりの児童精神科医数が一ケタ以上少ない（約二〇分の一）ことになります。さらに問題は、医師数だけにとどまりません。医療には内科に加えて小児科という専門分野が必要なのと同様、精神医療には一般（成人）精神医学のほかに児童精神医学という専門分野が必要です。この分野を担う講座が我が国では主要大学にすら常設されていないという現状は、欧米先進諸国からすると驚くべき事態です（ちょうど外科が脳外科・心臓外科・腹部外科などに分かれずに一つの〝外科〟だけあるようなものです）。

しかし、このような我が国の異常な状況を行政のみならず医療関係者すらよく分かっていません。児童精神医学の研修会を何度か開催して〝子供の心の診療医〟を養成するという現在の対応は、必要に迫られているとはいえ、付け焼き刃的です。児童精神科医の極度な不足が、医療だけでなく、福祉、教育、就労問題、産業保健さらには司法の現場にまで広く混乱を招いており、実は日本全体に大きな悪影響と損失を与えているのが現状です。

事前チェック問題　解答

Q1 NO　自閉症スペクトラム障害は心因性疾患ではなく、生まれつきの素因による発達障害です。

Q2 NO　周辺群ASDは障害が目立ちにくい一方、社会生活では大きな困難を抱えがちです。

Q3 NO　AD/HDの主な特徴は不注意、衝動性と落ち着きのなさです。

Q4 NO　AD/HDは大人まで持続し、治療を必要とすることが少なくありません。

Q5 NO　学習障害とは脳機能の問題が原因で、読み・書き・計算などに知能とは不釣り合いの遅れが生じている状態を指します。

Q6 YES

Q7 NO　知的障害がごく軽度であっても、学校生活における二次障害から不登校に発展することがあります。

Q8 YES

第6章

身の回りの出来事を読み解く

背景にある問題を推測する

ここまで読み進めてくれた読者の皆様は、本書を読む前と比べ、かなりの知識が身についています。その知識を生きたものにするには、実践で応用してみるのが一番の方法ですが、最後の第6章ではその練習を行います。たった数行程度の情報からでも、メンタルヘルスの基礎知識があれば着眼点が分かり、見聞きした出来事の背景にある問題がかなり推測できるようになります。このことは、家族関係や職場の人間関係、子供の行動、事件報道など広い範囲の出来事の理解についても当てはまります。本書の内容をマスターされた読者は「世の中のみえ方が変わる」と言っても過言ではないでしょう。

37

よき社員なのに、妻はうつ病、息子は不登校

▼事例A（四四歳、男性、会社員）

Aさんは毎朝早く出勤し、愛想がよく、上司から評判のよい営業マンです。気さくな性格で顧客からも親

しまれています。もともと人付き合いがよく、宴会は好きですが、ここ一年ほど〝家族の体調不良〟という理由で歓送迎会や忘年会を欠席しています。最後に出席した忘年会では、会が始まって間もなく、料理に手をつけずに急ピッチでビールを飲み、会の途中に予定していたスピーチができなくなったことが同僚の印象に残っています。奥さんは三年ほど前から心療内科に通院し、〝うつ病〟の診断を受けているとのことです。また、中学二年になる息子は、一年前から不登校になり、週一回のスクールカウンセラーによる面接日以外は家で過ごしているそうです。Aさん自身は胃炎と肝機能検査の異常のため、内科を定期的に受診していま す。人あたりのよいAさんの家族がどうして心の病気にかかりやすいのか上司は不思議に思っています。

▼解説

診断：アルコール依存症

項目27の解説を思いだしてもらえると、すぐにアルコール依存症の可能性に気づくことができます。実際、このようなエピソードがあれば九割以上の確率でアルコール依存症だと考えてよいでしょう。アルコール依存症で注意すべき点は、本人の家庭での様子をよく知らない職場関係者からみると、この事例のように〝よき社員〟と映ることが少なくない点です。むしろ仕事に大きな支障が出ていないため、かえって自分の病気を認めず、治療の開始を遅らせることになります。このように、職場での普通さとその陰で生じている被害のギャップがアルコール依存症（特に進行して生活が破綻する前の段階）によくみられる特徴です。

38

心のケアで治ったようにみえた震災のストレス症状

▼事例B（一九歳、女性、大学生）

Bさんは小学校三年生の時、大震災に遭い、自宅の倒壊で祖母を失いました。それ以外の家族（両親と妹）は無事で、崩れた家屋から救急隊が祖母を運び出す光景が記憶に残っています。親戚の家に同居させてもらった後、翌年には家族でアパートへ引っ越しました。小学校が再開された後、同級生が重傷を負ったことを知った時はひどく動揺し、崩れた自宅の様子が何度も夢に現れ、恐怖で目覚める状態がしばらく続きました。そのころ、学校では心のケアの一環として、〝心の日記〟やリラクセーション体操などの取り組みが行われました。その後もしばらくは小さな音ですぐビクッとしたり、夜も電気を消して眠れない日が続きましたが、被災から一年たつころには普通に眠れるようになりました。地元の中学から私立の高校へ進学し、何度か部活へ誘われましたが、そのたびになぜか体調を崩し、結局入部しませんでした。それ以外は特に問題なく進級し、推薦入試で大学に合格しました。合格の決まった高校三年の秋より、時々クラスメートから〝人の話をちゃんと聞いてない〟と言われるようになりました。大学でボーイフレンドができ、二人で出かけるようになりましたが、相手から〝楽しくないの？〟と言われ戸惑うことがありました。夏に二人でテーマパークに行き、屋内を駆けるジェットコースターに乗った時、一瞬、ガタンと乗り物が揺れたとたん、Bさんは固まってしまい、その後泣き出しました。驚いたボーイフレンドが理由を聞くと、小学生の時に被災した光景が突然ありありと目の前によみがえったことが分かりました。

▼解説

診断：ＰＴＳＤ（解離型）

この事例をみてすぐＰＴＳＤ（項目30）は頭に浮かぶと思います。地震や事故などの非常災害が起きると、普段は健康な人でもストレス反応が現れやすく、周囲の人もしばらくの間は注意します。ところが、被災直後の混乱が一段落して一年ほどたつと、フラッシュバック（再体験症状）のように目立つ症状がない限り、ＰＴＳＤではないと思われがちです。

Ｂさんの場合、地震による家屋倒壊の恐怖と祖母の死を体験しており、ＰＴＳＤを発症することが強く予想されます。しかし、学校でのケアも奏功し、Ｂさんは徐々に落ち着き、順調に進級、進学できました。その後も大きな支障なく学校生活を送り、無事に大学に合格しました。このようにみるとＢさんはＰＴＳＤにまでは至ってなかったか、一旦ＰＴＳＤを発症して治ったかのようにみえます。しかし、この事例にあるように被災から約一〇年たってから、乗り物の振動が引き金となってフラッシュバックが現れました。実は、Ｂさんは被災後一年ほどしてから時々、〝夢みるような〟表情をする解離が現れるようになっていました。大学受験前は治まっていましたが、受験という肩の荷が下りた時期から解離を含むＰＴＳＤ症状が再び活発になったと考えられます。ＰＴＳＤを本当に治療するには、項目30で述べたようにトラウマに対する専門的治療をきちんと受ける必要があることを示す事例です。

39 不思議な荒れ方をするまじめな小学生

▼事例C（一一歳、男子）

小学五年生のC君は勉強にもスポーツにも積極的で友達もたくさんいます。普段は社交的ですが、外に出たがらず部屋にこもって過ごす日が時々ありました。一年ほど前より、夜に一人で外出したり、同居している祖母に乱暴な言葉づかいや〝いつ死ぬの？〟と言うなど、いつもとは違う言動がみられるようになりました。このような時は夜もよく眠らず、おやつ（スナック類）をよく食べますが、一〜二週間ほどで普段の様子に戻り、睡眠も規則正しくなります。冬休みに両親、妹と家族旅行をした時、夜に「このホテルは変だ」と言いだし、一人で駅に向かおうとしました。「お母さん、ホテルの人にだまされたらダメだよ」などと言いながらも、妹とゲームをしてはしゃぐ様子がみられましたが、負けるとゲーム機を投げつけようとしました。その日は一睡もしなかったため、異変を感じた両親は旅行を切り上げ、C君を連れて児童精神科を受診しました。

▼解説

診断：児童期発症の双極性障害（I型）

普段、問題行動のない少年が急に荒れ始めた場合、当然ながら何らかの背景や原因が必ず存在します。そのなかで、生育史上の逆境（虐待など）、家庭の不安定、学校でのいじめなどの心理社会的要因がみあたらない場合、生物学的要因（「脳」および「体」の領域の問題）を検討してみることが重要です。時間軸に沿って眺めると、C君の問題行動は睡眠や食欲の乱れと同期していること、日がたつと自然に収まること、時々やや元気のない時期が現れることに気づきます。つまり、規則的ではないものの周期的に調子が変動していることが分かります。それにもかかわらずこの事例からすぐ双極性障害（躁《そう》うつ病）を思いつきにくいのはおそらく次の理由によります。一つは、躁《そう》状態が上機嫌でハイな状態ではない点、もう一つはホテルでの妄想的な言動が統合失調症を連想させる点です。さらに、うつの時期の症状が重くないため見落とされやすい点も双極性障害を見過ごす一因となります。項目25で解説したように、双極性障害は大人と子供、Ⅰ型とⅡ型で症状の現れ方が異なってみえるため注意しましょう。C君の場合、Ⅰ型で躁状態の症状が目立ったのに対し、Ⅱ型の場合はうつ症状の方が目立ちやすく、大人びた悲観的発言（〝僕なんか生きていても仕方ない〟）やイライラなどがしばしばみられます。ちなみに、C君は薬物療法で症状が急速に収まり、その後、再発することなく過ごしています。

40 出産後に不可解な行動を示した秀才女性

▼事例D（二八歳、女性）

Dさんは順調な学生生活を送ってきました。大学卒業後は図書館に勤め、記憶力のよさと仕事の正確さが評価され、Dさん自身もやりがいを感じていました。仕事を始めて三年目（二五歳）に親族の紹介で公務員の男性と結婚し、官舎で暮らし始めました。二年後（二七歳）に女児が生まれたのを契機に休職に入りました。Dさんは熱心にいくつもの育児書を読み、あらゆることを育児書の通りにやろうと必死でした。そのことを夫が指摘すると、Dさんは「本にはこう書いてある！」と譲りませんでした。出産から数ヵ月のころから、子育て中の主婦たちが官舎の庭でよく会話するようになりました。しかし、Dさんは噂話《うわさ》についていけず、次第に顔を合わせるのを〝怖い〟と思うようになりました。家にいても元気がなくなり、家事も手につかなくなりました。夫の母親（姑《しゅうとめ》）が応援に駆けつけたところ、家が散らかっている様子に驚き、Dさんを叱咤激励《しったげきれい》しました。そのころ、官舎の庭に汚物（便）の入ったビニール袋が何度か放置される事件があり、気味悪がった住人が通報し、警察が調べに来ました。Dさんは特に事件に関心を示すことなく、日中も横になって過ごすようになり、心配した夫が本人を連れて精神科を受診しました。

▼解説

診断：自閉症スペクトラム障害（アスペルガー症候群）

同じ自閉症スペクトラム障害（ＡＳＤ）でも自閉症と周辺群ＡＳＤでは与える印象がずいぶん異なることを項目32で解説しました。Ｄさんの診断はアスペルガー症候群ですが、女性の場合、男性ほどＡＳＤの特徴が目立たないことがあり、周辺群ＡＳＤのような経過をとることが稀《まれ》ではありません。Ｄさんは仲のよい友達にも恵まれ、学生生活も順調だったようにみえます。さらに、職場にも適応しており、果たして本当にＡＳＤなのかと思う人もいるかもしれません。しかし、就労、結婚、あるいは子育てを始めるまで明らかな不適応がみあたらないＡＳＤの人は少なくありません。Ｄさんの場合、勉強や記憶中心の仕事は人一倍こなせましたが、それだけでは対応できない育児という問題で初めて困難に直面しました。さらに、近所付き合い（井戸端会議）、嫁姑関係という具合に苦手とする対人状況がたたみかけるように襲ってきた結果、うつ状態に陥り、家事がまったく手につかなくなりました。実は、官舎の庭に汚物を置いたのはＤさんだったのですが、ＡＳＤの人が苦手な対人的ストレスが重なった結果、混乱状態に陥っていました。このような混乱状態になると、ＡＳＤの人は明確な理由や目的のないまま（〝井戸端会議に対する抗議〟などの解釈も一応可能ですが）普段はやらないような行動に及ぶことがあります。精神科を受診して初めてＡＳＤと診断され、Ｄさんの特徴を冷静に理解した夫は、まず母親（姑）を実家に帰らせました。次に思い切って育児休暇をとり、家事と育児を分担しました。さらに、近所付き合いにはドクターストップがかかり、苦手な社交から安心して身を引ける状況となりました。その後は日ごとにうつ症状が改善し、育児と家事に取り組めるようになりました。保育園に託児して仕事を再開すると、Ｄさんはさらに安定し、自分のペースを取り戻しました。この事例ではＡＳＤに気づくことが最大のポイントであったと言えます。

1. 授業中ぼうっとする中学生

中学二年の女子生徒が二学期の終わりごろよりホームルームや授業中に時々ぼんやりし、視線が定まらない表情をみせるようになりました。この生徒について次（❶〜❺）の情報がある場合、どのようなメンタルヘルスの問題をまず思い浮かべるのがよいでしょうか。それぞれの場合について一つ答えてください。

❶ 二学期から両親が別居し、母親と二人で暮らすようになった。

❷ 一学期に大地震のあった被災地から転校してきた。

❸ 社会科は何とか理解できるが、数学、英語、理科は中一の内容が理解できていない状態。

❹ 勉強はよくできるが、仲のよいクラスメートはおらず、昼休みは耳栓をして読書している。

❺ 小学生の時、朝、教室でひきつけを起こして倒れたことが二回ある。

2. 駅のホームで独り言を言う男性

平日の昼前、人気《ひとけ》のない駅のホームのベンチに四〇歳代くらいの男性が座り、何か独り言を言っています。前を通りかかると次（❶～❺）のような状況でした。この男性について、どのようなメンタルヘルスの問題をまず思い浮かべるのがよいでしょうか。それぞれの場合について一つ答えてください。

❶ 〝いちいちうるさいな、あの部長！〟と苦々しそうに言い放つ。

❷ 〝助けて、エイリアンに乗っ取られる……〟と硬い表情で言う。

❸ 呂律《ろれつ》が回らず、酒臭い。

❹ しばらく小声でつぶやいた後、はっとした様子で周りをみて、「あれ？ どうして駅にいるんだろう」と不思議そうにする。

❺ 奇妙な手遊びをしながら嬉《うれ》しそうに相撲の力士の番付と出身地を順番に口にする。

総合チェック問題　解答

1. 授業中ぼうっとする中学生　解答

❶ 家族に関する心配、葛藤、不安などによる集中困難。
❷ PTSDによる解離症状。
❸ 境界知能による授業理解の困難から生じる集中力低下。
❹ 自閉症スペクトラム障害による集団参加への困難や興味の偏り。
❺ てんかんにより意識障害を伴う発作を起こしている可能性。

2. 駅のホームで独り言を言う男性　解答

❶ 仕事上のストレス（上司に対する愚痴）。
❷ 統合失調症。
❸ アルコール依存症。
❹ 解離症状（解離性同一性障害など）。
❺ 自閉症スペクトラム障害、なかでも自閉症。

コラム6

少年事件と〝心の闇〟

一時期、〝まじめ〟で〝普通〟の少年（少女）による重大事件が相次いで報道されました。当初、メディアは大騒ぎし、クラスメートや関係者にマイクを向け、心理学者、教育学者、社会学者らによる解説が流れました。その後、捜査機関からの情報などで事実関係が次第に明らかになり、それまでの解説ではうまく説明できないことが分かると、不可解な事件を意味する〝少年の心の闇〟というフレーズが決まり文句のように語られました。どの事件であれ、その全容を知るのは裁判所、捜査機関、付添人（弁護士）、精神科医（鑑定が行われた場合）らわずかです。そして、加害少年の実像は多くの場合、メディアによってつくられる加害者像と異なっており、時に正反対のことすらあります。実は、一見不可解にみえる非行（犯行）の動機や様態を、少年の境遇や事件当時の状況（心理社会的要因）のみから説明するのは多くの場合、無理があります。それどころか事件の本質について誤解を生むことになりかねません。〝心の闇〟と称される多くの事件では、少年の抱える生物学的要因を考慮しない限り、少年に対する生育史や環境の影響を適切に捉えることはできません。精神鑑定が行われた事件では、きちんとした鑑定書にはその部分が詳しく説明されています。しかし、残念ながら事件を真剣に追跡して報道するメディアは稀《まれ》で、結局は断片的情報が国民の不安を煽《あお》り、教育現場を混乱させるだけに終わっているのが現状です。少年事件報道で真実を伝える責任を担うメディア関係者には、一般市民以上にメンタルヘルスのリテラシーが求められていると言えるでしょう。

おわりに

本書ではメンタルヘルスの初学者を対象に、日常的な心理学ではカバーできない専門的知識の基礎を解説しました。事例はいずれも多数の実例をもとに作成した仮想の典型例を用い、重要な事柄については、項目や章をまたいで説明を繰り返しながら、理解が徐々に積み上がっていく構成をとりました。そのため、第4章以降を読む際、しばしば第1章や第3章に戻って読まれた方も多いと思います。それはその章の内容をきちんと吸収しつつある証拠であり、いわゆる「早分かり」の本では得られない本当の基礎づくりには必要なプロセスです。

第4章の冒頭で述べたように本書で取りあげた精神疾患は、全体のごく一部に過ぎません。例えば、高齢化社会とともに急増している認知症の人にみられる精神症状（behavioral and psychological symptoms of dementia：略してＢＰＳＤと呼ばれています）、近年話題にのぼるようになった「性同一性障害」など、メンタルヘルスの重要な問題がまだいくつも存在します。しかし、今後それらの障害や症状を学ぼうとする際、本書の内容について基本的理解がないと、応用の利かない断片的知識となってしまいます。本書で得た基礎を軸に据えることで、新たな知識が有機的に頭に入っていくでしょう。

本書を読み終えた方はここで身につけた視点で身の回りの出来事を眺めてみてください。いくつかの問題で、それまでの思いこみや誤解に気づき、本当の背景がみえてくるのではないかと思います。

■た行

■な行

■は行

■ま行

■や行

■ら行

さくいん

■あ行

■か行

■さ行

十一元三（といち・もとみ）

1989年、京都大学医学部卒業。1998年、京都大学大学院脳統御医科学系修了、滋賀大学講師。1999年、同大学助教授。2000年、米国ケースウェスタンリザーブ大学児童青年精神医学部門主任研究員。2003年、同大学客員助教授。2004年、京都大学医学部保健学科教授。2007年、京都大学大学院医学研究科教授。文部科学省中央教育審議会専門委員、同省科学技術・学術審議会（脳科学委員会）専門委員、同省の学校保健に関する各種会議座長、厚生労働省研究審査委員、同省健康日本21（第2次）プラン策定専門委員などを歴任。特定非営利活動法人「発達障害研究推進機構」理事長。専門は児童精神医学、認知神経科学、児童司法精神医学。医学博士。発達障害に関する論文多数。編著書に『こころのりんしょう à·la·carte 第25巻02号（特集「アスペルガー障害」）』（星和書店）、監訳書に『児童青年期の双極性障害 臨床ハンドブック』（東京書籍）、共監訳書に『児童青年精神医学大事典』（西村書店）などがある。

N.D.C.493.7 142p 21cm

子供《こども》と大人《おとな》のメンタルヘルスがわかる本《ほん》

精神《せいしん》と行動《こうどう》の異変《いへん》を理解《りかい》するためのポイント40

発行日 ―― 2014年 9月10日 第1刷発行
2024年 5月 9日 第8刷発行

定価はカバーに表示してあります。

著　者 ―― 十一元三《といちもとみ》
発行者 ―― 森田浩章
発行所 ―― 株式会社講談社
〒112-8001 東京都文京区音羽2-12-21
電話 編集 03-5395-3560
販売 03-5395-4415
業務 03-5395-3615
印刷所 ―― TOPPAN株式会社
製本所 ―― 株式会社国宝社

落丁本・乱丁本は購入書店名を明記のうえ、小社業務あてにお送りください。送料小社負担にてお取り替えいたします。なお、この本についてのお問い合わせは、第一事業本部企画部からだとこころ編集あてにお願いいたします。

ISBN978-4-06-219114-2